精神科臨床における行動療法

強迫性障害と
その関連領域

飯倉康郎
Iikura Yasuro

岩崎学術出版社

目 次

序　章──本書を通して筆者が伝えたいこと　7

｜第Ⅰ部｜不安障害の診断と行動療法を中心とした治療概論

第1章　行動療法概論 …………………………………… 19
　Ⅰ　はじめに　19
　Ⅱ　行動療法の理論や技法の発展の経緯　19
　Ⅲ　行動療法の特徴　20
　Ⅳ　行動療法の基本的な治療の進め方　21
　Ⅴ　よく用いられる代表的な治療技法　25
　Ⅵ　行動療法の適用領域　29
　Ⅶ　おわりに　30

第2章　不安障害の行動療法の原則 …………………… 32
　Ⅰ　はじめに　32
　Ⅱ　不安障害に対する行動療法の進め方の大きな流れ　32
　Ⅲ　行動療法による不安反応の評価　33
　Ⅳ　行動療法による不安反応への治療的介入　35
　Ⅴ　まとめ　40

第3章　強迫症状の治療と行動療法の活用 …………… 42
　Ⅰ　はじめに　42
　Ⅱ　強迫症状への治療的介入に関しての行動療法の活用　45
　Ⅲ　おわりに　53

｜第Ⅱ部｜行動療法と治療環境

第4章　重症強迫性障害に対する行動療法の入院治療プログラム
　　　　「入院環境」の意義の再考，ならびに，「入院環境」設定の工夫について　59
　Ⅰ　はじめに　59

Ⅱ　入院の必要性の理由　*60*
　　Ⅲ　重症の強迫性障害の入院治療プログラム　*60*
　　Ⅳ　症　例　*62*
　　Ⅴ　考　察　*65*
　　Ⅵ　おわりに　*67*

第5章　外来における強迫性障害の行動療法の概略と実際　*68*
　　Ⅰ　強迫症状を主訴として初診した患者の診断・評価　*68*
　　Ⅱ　外来と入院の治療環境の違いについて　*68*
　　Ⅲ　外来における曝露反応妨害法の治療プログラム　*70*
　　Ⅳ　おわりに　*77*

第6章　行動療法を行っている治療機関における強迫性障害の"治療終結"について　*79*
　　Ⅰ　はじめに　*79*
　　Ⅱ　症　例　*79*
　　Ⅲ　考　察　*85*
　　Ⅳ　おわりに　*89*

第7章　十分な条件が整わない治療環境における強迫性障害の行動療法　*91*
　　Ⅰ　はじめに　*91*
　　Ⅱ　症　例　*92*
　　Ⅲ　考　察　*95*
　　Ⅳ　おわりに　*98*

第8章　ひとりの場面における曝露反応妨害法がうまくいくための方策
　　　　不安耐性が著しく低いOCD患者の行動分析と治療経過より…　*99*
　　Ⅰ　はじめに　*99*
　　Ⅱ　症　例　*100*
　　Ⅲ　考　察　*104*
　　Ⅳ　まとめ　*112*

Ⅴ　おわりに　*113*

| 第Ⅲ部 | 行動療法と薬物療法

第9章　強迫性障害の行動療法と薬物療法 …………………… *117*
Ⅰ　はじめに　*117*
Ⅱ　行動療法と強迫性障害　*117*
Ⅲ　強迫性障害の薬物療法　*124*
Ⅳ　行動療法と薬物療法の併用，比較　*125*

第10章　強迫性障害臨床における行動療法と薬物療法の"連動"　*130*
Ⅰ　はじめに　*130*
Ⅱ　症　例　*131*
Ⅲ　考　察　*137*
Ⅳ　おわりに　*140*

第11章　執拗な強迫症状を伴う統合失調症圏障害の治療
　　　　　薬物療法と行動療法の"連動" …………………………… *143*
Ⅰ　はじめに　*143*
Ⅱ　症　例　*144*
Ⅲ　考　察　*151*
Ⅳ　おわりに　*157*

| 第Ⅳ部 | 症　　例

第12章　確認強迫の行動療法の治療例
　　　　　変化からの検討 ………………………………………… *161*
Ⅰ　はじめに　*161*
Ⅱ　症　例　*161*
Ⅲ　考　察　*167*
Ⅳ　まとめ　*171*

第13章 強迫性障害の行動療法の治療経過
強迫性への対応についての検討 ………………… 172

- I はじめに 172
- II 症 例 173
- III 考 察 178
- IV まとめ 182

第14章 強迫性障害の治療過程における
"不完全な曝露反応妨害法"の場面への対応 ………… 183

- I はじめに 183
- II 症 例 185
- III 症例の治療経過 187
- IV 考 察 192
- V おわりに 196

第15章 曝露反応妨害法を行うための行動療法の技術
自力での日常生活が困難になった重症OCD患者の入院治療を通して 199

- I はじめに 199
- II 症 例 201
- III 考 察 205
- IV おわりに 209

第16章 重症広場恐怖に対するリハビリテーション的
アプローチの試み ……………………………………… 211

- I はじめに 211
- II 症 例 212
- III 症例の病態と診断のまとめ 213
- IV 外来治療経過 215
- V 考 察 218
- VI おわりに 223

あとがき 225
初出一覧 226
索 引 227

序　章
本書を通して筆者が伝えたいこと

　行動療法（あるいは認知行動療法）は，近年日本で注目を集めている治療法であるが，まだ精神科臨床の領域に深く浸透しているとは言い難い。それは，どこかとっつきにくい固いイメージがいまだにあるからではないかと筆者は考えている。
　歴史的に研究者たちは行動療法の治療効果のエビデンスを出すことに力を注いできた。そして，そのおかげで，われわれが大手を振って行動療法を行うことができるようになった。これは非常に意義があることといえる。一方で，特定の疾患に対する特定の治療技法だけでなく，精神科臨床のいたるところで応用できるという行動療法の実用性と柔軟性に関してアピールされることが少なかった点は否めない。筆者も実は行動療法を始めるまでは，この治療法を何か表面的な感じのする治療法であると思っていた。しかし，実際に精神科臨床の中で行動療法を行ってみると，思っていたイメージとまったく異なり，奥が深く，実におもしろい治療法であることがよくわかった。

　行動療法では，データを収集，解析して治療の有効性を立証するような研究が盛んに行われており，それが主流といえる。しかし，筆者は，それよりも，精神科臨床の具体的なケースで行動療法がどのように活用されているかの細部を記述することに興味をもって論文を書いてきた。そして，実際の臨床の中での行動療法の魅力を何とか多くの人に伝えられないかと思い，本書を出版することにした。
　本書は，筆者がこれまで執筆した論文を加筆修正したり，新たに書きおろしの論文を加えたりしてテーマごとにまとめたものである。

　本編に入る前に，全編を通して筆者が伝えたいと思っている行動療法の精神療法としての特長をいくつかあげて説明しようと思う。
　1）双方向性の治療である
　行動療法について，一方的に患者に指示を出して治療しているようなイメー

ジをもたれている人もいるかもしれないが，決してそうではない。行動療法の臨床では，患者の話や意見を聞きながら，表情をみながら，雰囲気を感じながら，というように患者と双方向性に交流しながら治療の進め方を決めていくことがほとんどである。

入院治療における治療者と看護師との関係も同様に双方向性である。治療者が看護師に一方的に指示を出すのではなく，看護師からの情報や意見を聞きながら，看護師による治療行為に対する患者の反応をみながら，治療を組み立てていくことが多い。

2）考えて工夫する治療である

行動療法ではこれまで多くの治療プログラムが開発されている。これらをみると，行動療法は治療プログラムにあてはめて計画的に進められる治療だと思う人も多いであろう。確かにそのような治療もあり，よい治療成績をあげている報告も少なくない。しかし，それは，行動療法のひとつの面を示しているにすぎない。

精神科臨床で個別の（特に複雑な）ケースの行動療法を行ってみると，何も困らずにすんなり治療が進むことはめったにない。経過は山あり谷ありで，その都度考えて仮説を立ててそれを実行して結果を検証するという作業を繰り返している。しかし，その作業にこそ行動療法のおもしろさがあると筆者は考えている。特に，ハプニングのときに，その対応を考えて工夫することによって事態が治療的に好転すると素直にうれしいと思う。

また，どのような説明のしかたをすると，患者が疾患や治療に関することを理解しやすくなるだろうかということもしばしば考える。その際に，患者の文化的な背景や興味のあることなどを参考にして，具体例，たとえ話，説明の言葉や表現を工夫するのもおもしろい作業である。それによって患者の理解が深まるのも非常にうれしいことである。

3）部分を治療することで全体を変えていく治療である

行動療法は具体的な治療対象を取り上げて治療を行うという特徴がある。これは，すなわち"部分"を治療するということである。しかし，これは単なる一部分ではない。図1のように，部分と全体はお互いに影響しあっている関係にある。

つまり，行動療法では，部分を治療することで全体がどのように変わっていくのかを常に考えながら治療を行っているのである。一方，全体のことばかり

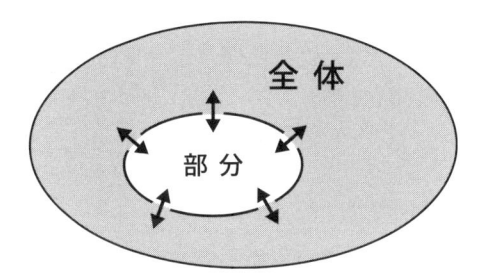

図1　部分と全体の関係

考えると優柔不断な治療になり結果的に全体がよくならないこともある。すなわち，部分の治療に関しては，柔軟性と一貫性のバランス感覚が必要となる。ここも行動療法のおもしろさのひとつと筆者は考えている。本書では強迫症状を多く扱っているので，部分のところに「強迫症状」を，全体のところに「患者の生活全体」を当てはめてみるとわかりやすいであろう。具体的な強迫症状の治療によって患者の生活全体にどのような影響を与えるのかは，そのときの患者の精神的状態や身体的状態，患者のまわりの状況や，具体的な対象の選択，治療者の説明のしかた，などさまざまな要因がからんでいる。それを行うとどうなりそうかという予測も行動療法の技術の一部である。治療過程が山あり谷ありになるのはその予測が容易ではなく，仮説－検証を繰り返すからである。筆者はその経過を詳細に記述することによって，臨床現場での行動療法による患者の変化（部分的＋全体的）の過程がよく伝わるのではないかと考えてきた。

4）"小さな成功"を積み重ねる治療である

これも部分と全体に関することであるが，行動療法では部分の治療の"小さな成功"が大きな意味をもっている。山上[1]は，行動療法の進め方の特徴として，「できるところから，できるように，ひとつずつ，ステップバイステップ」，などをキーワードとして説明しているが，それらは，進歩も少しずつということを意味しているわけではない。行動療法では，患者が主体的，積極的に治療に取り組んでいけるかどうかが治療の成否の鍵を握っている。それを生み出す力が治療の中での"小さな成功"であると筆者は考えている。図2を見てほしい。

このように，小さな成功によって，少し生活しやすくなると，患者が「この治療のやり方でやれそうな気がする」という気持ちになることが期待できる。治療前に重症で苦しんでいてほとんど自由に生活できなくなっていた患者にとって，どんなに小さいものであっても成功するということは，一筋の光明が

```
ある"部分"の     成功する     ・成功してうれしい          治療への          好
治療を行う   →            →  ・少し生活しやすくなる  →  動機づけが    →   循
                         ・この治療でやれそう         さらに高まる        環
                           という気持ちになる
```

〈部分の治療〉　〈小さな成功〉　　　〈全体の変化〉

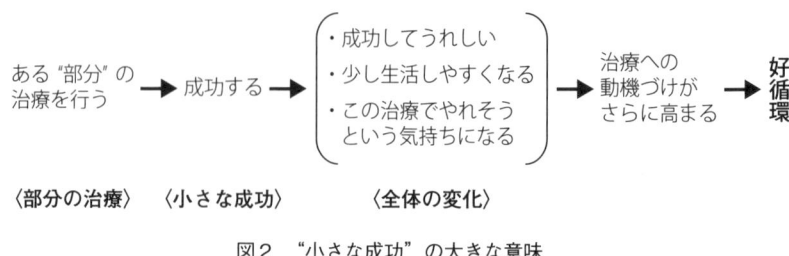

図2　"小さな成功"の大きな意味

射すように感じるのではないかと思われる。行動療法では，小さな成功の積み重ねによって治療への動機づけが高まるという好循環が起こり，全体の大きな変化へと一気に導かれることも少なくない。これこそが行動療法の最もアピールできる点ではないかと筆者は考えている。

筆者は，上に述べたような行動療法のおもしろさを伝えたいと思って本書を執筆した。本書を通じて，実際に行動療法を行ってみたいと思うようになる医療関係者がいくらかでも増えてくれることを願っている。

本書の構成

本書はテーマ別にⅠ．不安障害の診断と行動療法を中心とした治療概論，Ⅱ．行動療法と治療環境，Ⅲ．行動療法と薬物療法，Ⅳ．症例，の4つの部に分かれている。

読者が興味のあるテーマや個別の論文からでも読めるように，以下にⅠ部からⅣ部のテーマの概略と，各部で取り上げられた論文についての簡単な紹介と解説を記載した。読むときの参考にしてもらえたら幸いである。

第Ⅰ部について

第Ⅰ部は行動療法と不安障害（特に強迫性障害）に関する総説である。本書の部の中で，この部だけが症例を用いていない。行動療法の初心者の場合，総説は具体的な患者のイメージがわかないので，はじめはわかりづらいかもしれないが，まず行動療法の概略だけでもつかんでもらえたら幸いである。読者の好みによっては，具体的な症例のある他の部を先に読んでから第Ⅰ部を読むという読み方もよいと思われる。以下，第Ⅰ部で取り上げた論文を簡単に紹介する。

「行動療法概論」

　これは，精神科臨床における行動療法の総説である。本論文では，基本的な行動療法の考え方，問題の評価の方法，主な理論と治療技法などについて，できるだけ偏らないように記述することを心がけた。行動療法の経験がない医療関係者であれば，これを1回読んだだけではピンとこないかもしれない。しかし，実際に行動療法を行いながら，あるいは行った後でもう一度読み返すと，1回目よりも興味深く読めるのではないかと思っている。

「不安障害の行動療法の原則」

　これは精神科疾患の中で，行動療法が最も多く研究してきた分野である不安障害の行動療法についてまとめた論文である。不安反応の評価の方法（行動分析），治療的介入の方法（環境調整，不安対処法，曝露法，モデリング，認知再構成法，など），治療への動機づけの方法について，できるだけ偏らずに記述することを心がけた。

「強迫症状の治療と行動療法の活用」

　強迫症状が主訴であっても診断は強迫性障害とは限らないし，治療も曝露反応妨害法の適応とは限らない。筆者はこれまで診断の確定が難しかったり，治療に難渋するケースを多くみてきた。この論文は，曝露反応妨害法の適応である典型的な強迫性障害だけでなく，強迫症状を伴う他の精神疾患の鑑別やそれらの治療の進め方について整理してまとめたものである。

第Ⅱ部について

　"環境"は行動療法について語るときに欠かすことのできない重要な概念である。筆者は行動療法を行う場合に，治療環境に応じて治療の進め方も工夫しなければならないと思ってきた。例えば，外来か入院か，診察にかけられる時間がどれくらいか，病棟スタッフの能力やマンパワーがどの程度か，などによってできることが限定されたり，また，その地域や国における医療体制によって治療の進め方が影響を受けたりすることなどがあげられる。第Ⅱ部では，上記のような観点から，いろいろな病院環境における行動療法について述べた論文を集めてみた。

「重症強迫性障害に対する行動療法の入院治療プログラム─『入院環境』の意義の再考，ならびに，『入院環境』設定の工夫について」

　かつての肥前精神医療センターにおける入院治療プログラムについて記述し

た論文である。強迫性障害の重症例は入院環境を用いないと治療が難しいにもかかわらず，欧米ではそれに関する報告が極めて少ない。これは，コストパフォーマンスが悪いことや，信頼性のあるデータがとれる研究になりにくいことなどによるものであろう。しかし，入院で重症例の治療をすることは精神科臨床における行動療法の発展のためには不可欠であると筆者は考えている。本論文は，入院治療の中でどのように環境を整えて，どのようなことを観察・評価して，どのようなことを考えて治療的介入をしていくのか，などの緩やかな枠組みのプログラムをまとめたものである。

「外来における強迫性障害の行動療法の概略と実際」

ある意味上記と対照的な論文といえる。日本の精神科医療で強迫性障害を診る場合に長い時間を割ける治療者は多くない。そこで，あまり時間がとれない外来診療で，軽度から中等度の強迫性障害患者を効率的に治療するポイントについてモデル症例を用いて説明した。薬物との効果的な併用のしかたについても言及した。

「行動療法を行っている治療機関における強迫性障害の"治療終結"について」

現在の日本における強迫性障害の行動療法による治療がどのように行われているかをまとめてみた論文である。その中で，必ずしも治療を終結しなければならないわけではなく，患者が希望すればゆるやかな形で継続していく治療もあるのではないかと主張した。何でも欧米に追随するのがよいわけではなく，その地域や国の制度や国民性に合ったやり方があるのではないかと筆者は考えている。

「十分な条件が整わない治療環境における強迫性障害の行動療法」

よくあるタイプの民間の精神科病院で強迫性障害の行動療法の入院治療を行う場合に，どのような工夫が必要かなどを，治療が成功した一症例を呈示して検討を加えた論文である。このような入院環境で診ることができる強迫性障害患者は限定されるが，その限定された患者を効果的に治療していくためのポイントについて記述した。

「ひとりの場面における曝露反応妨害法がうまくいくための方策―不安耐性が著しく低いOCD患者の行動分析と治療経過より」

治療者がそばにいないひとりの状況で患者が有効な曝露反応妨害法を行うための工夫について述べた論文である。その中で，即座に不安を下げる目的での「頭の中での理由づけ」や強迫行為を容易にしてしまうために治療に難渋して

いた OCD 患者のケースを呈示した。その詳細な行動分析を示すとともに，治療環境の工夫や"治療場面"というキーワードの活用の方法などについて図を用いて説明した。

第Ⅲ部について

本章は，行動療法と薬物療法の併用について書いたものである。筆者は精神科医であるが，以前から精神科の臨床研究における薬物療法単独の治療というものが不思議でしようがなかった。薬物の量と効果が安定してそれを維持している段階ならともかく，現在症状で困っている患者に対して薬物を投与するときに精神療法的な関わりをまったくせずにできるのであろうかということが疑問であった。しかし，欧米の無作為割付比較試験（RCT）研究ではそれを当然のごとく行っているようなのである。併用療法の場合，薬物は精神科医が，行動療法は臨床心理士が行うというように役割分担して行い，それぞれの治療についての情報交換は一切していないのである。できるだけバイアスのかからない信頼性のある研究ということを考えるとそうするのが当然かもしれないが，これは実際の臨床を反映していないとつねづね感じてきた。

筆者らの行動療法グループ（九州大学，肥前精神医療センター，川崎医大，奥村病院など）には精神科医が多いが，強迫性障害の治療を行う際に，行動療法と薬物療法をそれぞれの効果を互いに意識しながら用いている。これは，決して特別なことではなく日常的な精神科臨床である。しかし，日常的でありながら，文献ではほとんど語られていない内容である。これを何とか伝えられないかというのが第Ⅲ部の論文である。

「強迫性障害の行動療法と薬物療法」

強迫性障害の治療に関するレビューである。1999 年に雑誌に掲載した論文であるので薬物療法に関しては少し古いが，行動療法に関しては基本的なことを書いており，今読んでもそれほど大きく変わっていないのでほとんどそのままの形で掲載した。また，行動療法と薬物療法の併用に関しては，欧米のRCT 研究を紹介するとともに，当時肥前精神医療センターで行われていた併用の方法についても記述した。

「強迫性障害臨床における行動療法と薬物療法の"連動"」

この論文では，曝露反応妨害法の適応である典型的な強迫性障害の治療を取り上げた。"連動"という言葉は，行動療法と薬物療法のただの併用ではなく，

互いを意識した動的な併用であることを意図して選択した表現である。筆者は，この論文によって，行動療法と薬物療法をどのように"連動"させると全体の治療効果が高まるのかを伝えたいと考えた。どのような構成にすると伝えやすいかを考えた結果，3例の具体的なケースを詳細に記述した後に考察を加えるという形にしてみた。これらのケースは決して新しく特別な方法を用いた治療ではないが，日本の精神科臨床の現場を反映した臨床研究であると思っている。

「執拗な強迫症状を伴う統合失調症圏障害の治療—薬物療法と行動療法の"連動"」

本書のために書き下ろした論文である。一般的に難治といわれている強迫症状を伴う統合失調症圏の患者の治療経過を3例詳細に呈示した。その中で，強迫症状を伴う統合失調症圏患者の治療を行う際のよくあるパターンを抽出することを試みた。この論文は，「序章」で述べたような精神科臨床における行動療法の実用性や柔軟性を何とか伝えられないかということを念頭におきながら執筆した。この論文を通して，仮説－検証を繰り返して方針を変えたり，行動療法の具体的な方法を工夫したり，薬物を調整したり，という日常的な行動療法のおもしろさについて，いくらかでも伝えたいと思っている。

第Ⅳ部について

第Ⅳ部は，ⅠからⅢのテーマに入れにくかった症例を集めたものであるが，すべてに共通していることは，問題を評価して，仮説を立てて実行し，結果を検証するという作業を繰り返していることである。本章の症例ではこれらの治療過程を詳細に記述していることが特徴である。

「確認強迫の行動療法の治療例—変化からの検討」

「強迫性障害の行動療法の治療経過—強迫性への対応についての検討」

これらは，筆者が行動療法を始めて間もないころに治療したケースをまとめた論文である。前者は，固着した患者の行動パターンをいかにして変化させていくかという過程を丹念に記述した。後者は，強迫症状の治療という"部分"の治療によって，"全体"の性格傾向（厳密には，性格のせいと思われていた非適応的な行動パターン）が変わっていく過程を記述した。筆者は，これらの治療を通して行動療法のおもしろさがわかるようになったと思っている。

「強迫性障害の治療経過における"不完全な曝露反応妨害法"の場面とそれらへの対応」

筆者は，強迫性障害患者に曝露反応妨害法を行う際に，強迫症状に関する不合理性の理解が不十分であったり，診察場面で不安刺激状況に直面した際に不安や不快感が一時的に上がってその後徐々に下がるという habituation の現象がみられない場面を多くみてきた。たいていの場合はその段階では治療がうまくいかず，対応を工夫することで効果が得られるようになっている。

　この論文では，それを象徴するようなケースを一例呈示して，曝露反応妨害法で十分な効果が得られるための条件を，理解の体験，直面化の体験，habituation の体験，という表現を用いて説明し，それらの体験が不十分であるときの対応について考察した。

「曝露反応妨害法を行うための行動療法の技術—自力での生活が困難になった重症 OCD 患者の入院治療を通して」

　重症ケースの入院治療を詳細に記述した論文である。ここで中心的に用いられた行動療法の治療技法は曝露反応妨害法であるが，それを行うために問題の評価や治療的介入に関するさまざまな行動療法の技術を駆使したケースである。特に，入院治療での病棟看護師との連携についての内容を多く記述した。現場では，カンファレンスが頻回に開かれるなど，仮説－検証を繰り返すことによって病棟の看護技術が向上したといえるケースである。

「重症広場恐怖に対するリハビリテーション的アプローチの試み」

　第Ⅳ部で唯一の強迫性障害以外のケースの論文である。重症の広場恐怖の治療に関して，既製の治療プログラムにあてはめることをせず（というかできない），今できることは何かという観点で徐々に治療を組み立てていく"リハビリテーション的な"治療の進め方について丹念に記述した論文である。いろいろな病院職員との連携や，「序章」で述べた"小さな成功"の積み重ねによる好循環も大きな主張点である。

　なお，本書で用いたすべての症例は，プライバシーに関わる点は論旨に支障がない範囲で内容を変更している。

参考文献
1) 山上敏子（1989）治療のすすめかた．In 山上敏子（1990）行動療法．岩崎学術出版社, pp32-51.

| 第 I 部 |

不安障害の診断と
行動療法を中心とした治療概論

第1章

行動療法概論

I　はじめに

　行動療法は，学習の諸原理や方法を，臨床の問題の理解と変容に応用する心理療法として出発した治療法である。その後，学習に関する研究の進歩や臨床の要請に応じて理論や技法が追加されたり洗練されたりしながら発展し，現在，複数の理論と多数の技法をもつ広範な治療法になっている。このような複雑な構造をもっているために，行動療法とは何かを端的にわかりやすく説明するのは容易ではない。しかし，あえて大雑把な説明を試みるならば，困っている問題を習慣的な「行動」として把握，分析し，適応的な「行動」を「学習」することによって治療していく心理療法ということになるであろう。
　本稿では，行動療法の総論を初心者でもある程度理解できるようにわかりやすく記述することを心がけた。以下，行動療法の理論や技法の発展の経緯，行動療法の特徴，行動療法の基本的な治療の進め方，よく用いられる代表的な治療技法，行動療法の適用領域，というような流れで詳述していきたいと思う。

II　行動療法の理論や技法の発展の経緯

　現在の行動療法の代表的な理論は，応用行動分析理論，新行動 S-R 仲介理論，社会学習理論，認知行動療法理論の4つといわれている[5]が，それらは以下のような経緯で発展してきた。
　1950年代より，学習に関する実験や理論を臨床的な諸問題に応用する試みがなされるようになり，オペラント条件づけの研究から応用行動分析理論が，レスポンデント条件づけの研究から新行動 S-R 仲介理論が提唱された。前者は

Skinnerによって理論化され，強化，消去，罰，刺激統制などの概念が不適応的な生活習慣の改善などに応用されるようになった。後者は，主に，EysenckやWolpeらによる不安を媒介とした神経症の病理モデルと治療法の研究が中心であり，そこから系統的脱感作法，曝露法（エキスポージャー法）などの治療技法が開発された。

その後，60年代後半にBanduraが観察学習に関する研究を発表し，象徴過程が学習に必要であるとする社会学習理論を提唱した。それが行動療法の理論として加えられ，以後行動療法の認知的側面が重視されるようになった。

70年代に入ると，行動療法の適用範囲は飛躍的に広がった。例えば，神経症性不安に対する技法としての種々の曝露法や，慢性精神障害のリハビリテーションにおけるトークンエコノミーなどのオペラント技法などがあげられる。また，それまでの技法も治療効率が高まるように用い方や技法の組み合わせ方などの研究が盛んに行われた。

さらに，70年代の終わりころからBeckらの影響もあり，行動療法での認知的な理論や治療技術に関する研究が多くなった。認知行動療法という呼称も使用されるようになり，認知行動療法理論という理論枠が提唱されるようになった。

80年代頃から，いくつもの技法を特定の臨床の目的に合わせて組み合わせてパッケージ化した治療プログラムの研究が盛んに行われるようになった。これらは，前述した4つの理論や多数の治療技法を治療効果が高まるように組み合わされたものであり，社会技術訓練，ストレス免疫訓練，弁証法的行動療法などがある。

III　行動療法の特徴

行動療法を他の精神療法と比較した場合に，いくつかの治療法としての特徴があげられる。その中から代表的なものを以下に示す。

1．問題を具体的に捉える

行動療法では，問題を抽象的な概念としてではなく，具体的な行動として理解する。そして，その行動を刺激と反応の連鎖として分析し，把握する。すなわち，患者のある行動について，「～の状況で，～と考え，～と感じ，～をし

てしまう」という刺激-反応の連鎖として理解をする。

2．問題解決的な指向がある

行動療法を行う主な目的は，患者や家族が困っている問題を解決の方向に導くことである。その問題の解決のために対象としている行動がどのようになればよいかという具体的な治療目標を明確にして，そこに向かって行動を変容させることをめざす。

3．学習による変化を期待する

行動療法では，対象としている行動が何らかの学習によって変容することを期待して治療を行う。その学習のためには，患者がどのような体験をすることが必要であるかというような考え方をする。その体験をいかにさせるかが治療の方法となる。こうした治療の方法も具体的に明確にして患者と共有する。

4．実証的である

行動療法では，行動の頻度や程度を具体的に把握し，それが治療的な介入によってどのように変化するのかを明らかにしていく。その際，行動の頻度や程度を表すパラメーターを設定することが多い。例えば，ある具体的な行動（例えば手洗い行為）の頻度や回数や持続時間，脈拍などの生理学的な測定，不安や不快感の程度を点数で示すSUD（Subjective Unit of Disturbance；主観的不安評価尺度），などのパラメーターを用いる。それらのパラメーターに関して，治療行為の前後での変化を明らかにすることで治療効果を実証していく。

Ⅳ 行動療法の基本的な治療の進め方（図1）[4]

行動療法の治療の進め方の2つの大きな柱は，問題の評価と治療的介入である。問題の評価の過程には，行動分析，治療の対象と目標の明確化というような項目が含まれる。そして，治療的介入には，治療仮説を立てそれを試行して効果を検証するという項目が含まれる。行動療法の治療は，問題を評価して治療的介入をし，その結果を検証して，また問題を評価して治療的な介入を行い，という具合に問題の評価と治療的介入を繰り返しながら進められていく。

```
問題の評価  ● 行動分析 ┤ どのような行動群からなるか？
              │         └ どのような刺激－反応の連続か？
     ↕
治療的介入  ● 治療の対象の明確化 [ どこを治療として取り上げるか？ ]

          ● 治療の目標の明確化 [ その対象をどうしたいか？ ]

          ● 治療仮説 ┤ 理論や技法の選択，組み合わせは？
                     └ 新たな方法はないか？

          ● 試行

          ● 治療効果の検証 [ 結果はどうだったか？ ]
```

図1　行動療法の基本的な進め方

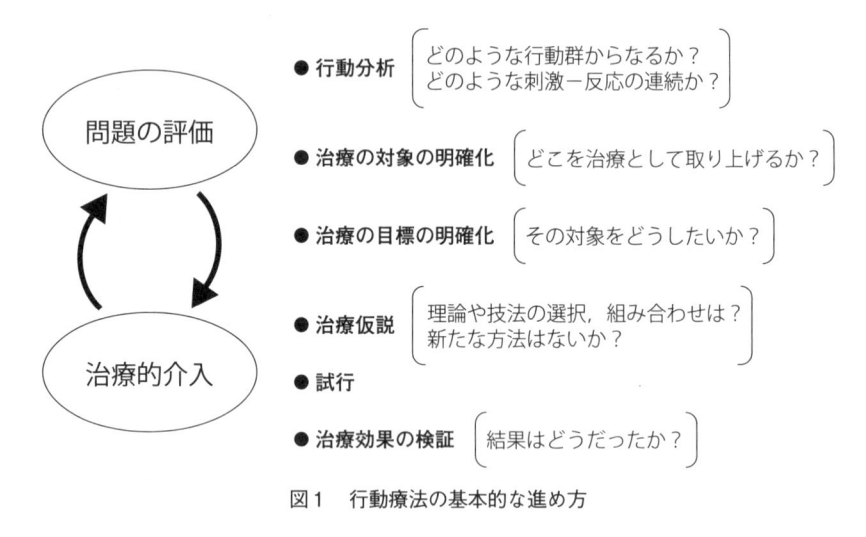

1．行動分析

　対象とする行動に関して，刺激と反応の相関や連鎖を明らかにしていくような分析の方法を行動分析という。この分析方法は，対象とする行動がどのようなしくみで維持されたり悪化したりしているのかを理解することが主な目的となる。そして，対象とする行動を変容するには，どこの部分を変えるべきなのか，どこの部分からアプローチしたらよいのか，など治療に関する仮説を立てる際に行動分析は役に立つ。

　行動分析についてEmmelkampは，以下のようなミクロ的な行動分析，マクロ的な行動分析に分けて説明している[3]。

1）ミクロ的な行動分析

　ミクロ的な行動分析とは，対象とする行動がどのように起こって維持されているかに関して詳細に刺激－反応の連鎖を明らかにしていくような分析の方法である。この行動分析によって，対象とする行動が，いつ，どこで，どのような刺激状況で，どのくらいの頻度や時間出現しているのか，また，どのような刺激状況の変化でその行動が増加するか，減少するかなどを明らかにしていく。

　行動療法では，ある刺激によって引き起こされた反応が刺激となって次の反応を起こし，その反応が刺激になって次の反応を起こし，というような考え方をする。刺激とは外部からの刺激のこともあるが，あることを考えるという思考行動や，不安や不快感などの情動行動，ある動作を行うという運動行動など

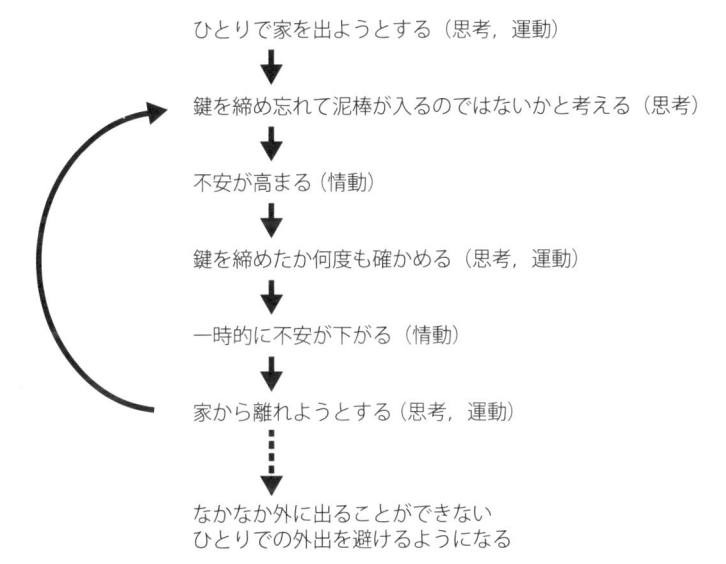

```
ひとりで家を出ようとする（思考，運動）
            ↓
    鍵を締め忘れて泥棒が入るのではないかと考える（思考）
            ↓
        不安が高まる（情動）
            ↓
    鍵を締めたか何度も確かめる（思考，運動）
            ↓
      一時的に不安が下がる（情動）
            ↓
     家から離れようとする（思考，運動）
            ⇣
    なかなか外に出ることができない
    ひとりでの外出を避けるようになる
```

図2　ある確認強迫のミクロ的な行動分析の例

の患者の起こす行動も次の行動に対する刺激になっている。例えば，図2はある強迫性障害患者の外出行動に関する確認強迫症状のミクロ的な行動分析の例であるが，患者の確認強迫の症状がどのような状況でどのような刺激-反応の連鎖をなしているかを示している。こうした行動分析をすることによって，患者が自らの症状がどのようなしくみで維持されているのかを理解できるようになり，どこの部分をどのように治療していくのかの治療仮説を立てやすくなる。

2）マクロ的な行動分析

多くの場合は患者が主訴としている問題以外にも問題は複数あり，主訴としている問題と主訴以外の問題や，主訴以外の問題同士は影響しあっていることが多い。このようなとき，主訴としている問題とその他の問題に関しても刺激-反応分析を行い，機能的な関係を明らかにしていくが，それをマクロ的な行動分析と呼んでいる。例えば，図3は強迫症状をめぐるマクロ的な行動分析の例であるが，強迫症状と，親子関係，夫婦関係，家の経済的状況，仕事，飲酒，自己評価の低さ，暴力などが影響しあっていることを示している。また，強迫症状以外の問題同士も影響しあっていることも示している。こうした主訴を中心とした問題とその他の問題との関係を明らかにしていくことで，どこの部分を治療の対象として取り上げるのか，どこから優先的に治療的な介入をするの

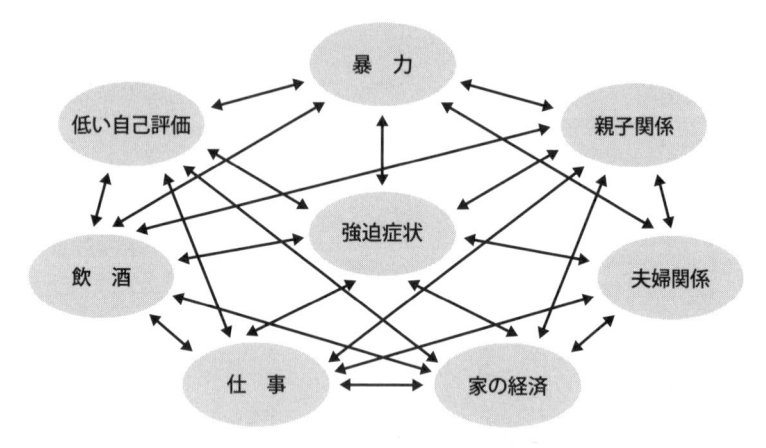

24 第Ⅰ部 不安障害の診断と行動療法を中心とした治療概論

図3 強迫症状をめぐるマクロ的な行動分析の例

かなどの方針が立てやすくなる。

2．治療の対象と目標の明確化

次に，1．で述べてきたような行動分析をもとに，治療の対象と目標を明らかにして患者と共有していく。治療の対象とは，何を，どこのところを治療として取り上げるかということであり，治療の目標というのは，その治療対象がどのようになることをめざすかということである。行動療法で，治療の対象について考える際に重要なことは，対象とする行動の頻度や程度が多いか少ないかという見方をすることである。そして，そうした行動の頻度や程度をどのようにすればよいかということが治療の目標となる。治療の目標には，さらに，最終的にどのような具体的な生活ができるようになりたいかという長期目標もあり，それも患者とともに明らかにして共有する。

3．治療仮説

治療の対象と目標が明らかにされたら，その治療目標が達成できるようにするためにはどのような治療的介入が必要かという治療仮説が立てられる。その際に，どこの部分から治療を始めたらよいかという治療的介入の経路，理論や治療技法の選択や組み合わせなどが検討される。

１）治療的介入の経路

たいていの場合，行動療法を行う際に，具体的な治療の対象は複数あるのが

普通である。また，行動分析をしたら多くの場合，対象とする行動が小さな行動に分けられて，それらが刺激－反応による連鎖をなしている。したがって，複数ある治療の対象のどれをまず選択するのか，また，対象となる行動における刺激－反応の連鎖のどの部分にまず介入するのかは治療を進める上での重要な検討事項となる。

2）理論や治療技法の選択や組み合わせ

行動療法には前述したように，複数の理論と多数の治療技法があり，それらが治療目標に合わせて選択されたり，組み合わされたりすることで治療が進められる。よく用いられる理論と治療技法については次節を参照してほしい。

4．治療仮説の実践と効果の検証

行動療法では，治療仮説に基づいた治療行為を行った結果，どのようになったかを検証して次の方針を立てていく。仮説の通りにうまくいく場合もあるし，思ったようにいかない場合もある。前者の場合は，同じような治療課題を継続して行ったり，さらに次のステップへと治療を進めていくことになる。後者の場合は，どの部分でうまくいかなかったかを検討し，行動分析や治療の対象や目標を評価しなおして再び治療的介入を試みる。このように問題の評価と治療的介入を繰り返しながら治療は進められていく。

V　よく用いられる代表的な治療技法[1]

1．応用行動分析理論からの治療技法

応用行動分析理論は，自発行動（オペラント行動）の頻度が行動の前や後の刺激状況によって影響されるという考え方をする理論であり，治療として用いる際は，ある行動の前と後にくる刺激状況を分析し，それらを調節することでその行動の頻度を変えることをめざす。ここでは，行動の前の刺激状況を調整する治療技法と，行動の後の刺激状況を調整する治療技法に分けて説明する。

1）行動の前の刺激状況を調整することで行動の頻度を変える治療技法

（1）刺激統制法

応用行動分析では，行動の前の刺激状況（すなわち先行刺激）とその行動が連結している現象を，「刺激統制下にある」と表現している。そして，先行刺激と対象行動の関係を明らかにして，先行刺激状況を調整することによってそ

の行動の頻度を増やしたり減らしたりする方法を刺激統制法という。例えば，過食症患者が自宅で過食してしまう状況を例に出すと，自宅のいたるところに食べ物がたくさんあるという刺激状況が過食行動を行いやすくしているというパターンが多い。この場合，家の中や冷蔵庫に必要以上の食べ物を置かないようにしたり，食事をする場所を限定するなど，過食しにくい環境を設定することが刺激統制法による治療的介入のひとつとなりうる。

(2) プロンプティング

これは目標とする行動の前に手がかり刺激を与えること(プロンプト)によって，その行動を達成しやすくする治療技法である。

2）行動の後の刺激状況を調整することで行動の頻度を変える技法

代表的なものに，正の強化，負の強化，消去，罰がある。これらの用語は，行動の後にくる刺激状況によってその行動の頻度が増加したり減少したりする現象を説明する概念として用いられるが，意図的に後続刺激状況を調整することで行動の頻度を変えるための治療技法としても用いられている。ここでは，それらの中で最もよく用いられる正の強化法について説明する。

(1) 正の強化法

正の強化はある行動に随伴して強化子が与えられることで，その行動の頻度が増加する現象をいう。強化子の例としては，好きなものや食べ物あるいはお金などの一次性強化子や，賞賛などの社会的強化子や，達成感などの自己強化的な強化子，などがある。治療の中で用いられる例としては，患者がある治療課題を行うと親が患者の好きな食べ物を買ってやること（一次性強化子）や，患者がある治療行為を行ったときに，治療者が「よくがんばりましたね」「やるね」など声をかけて褒めること（社会的強化子）などがあげられる。

その他，正の強化法にはいくつかの下位技法があるが，代表的なものとしてトークンエコノミーとシェイピングがある。トークンエコノミーは，強化子としてトークン（お金や物や何かをする権利などと交換できる媒介物）を使用するものである。日常よく用いられているものとしては，店などでよく使用されるポイントカードがある。ポイントがたまると何かもらえることでお客の購買欲を増やすことを狙ったものである。強化子の効果が持続しやすいために治療の中でもしばしば用いられる。シェイピングは，目標と近似の行動を強化することによって目標行動に少しずつ近づけることで行動を形成していく技法である。多くは褒めるという社会的強化子が用いられている。

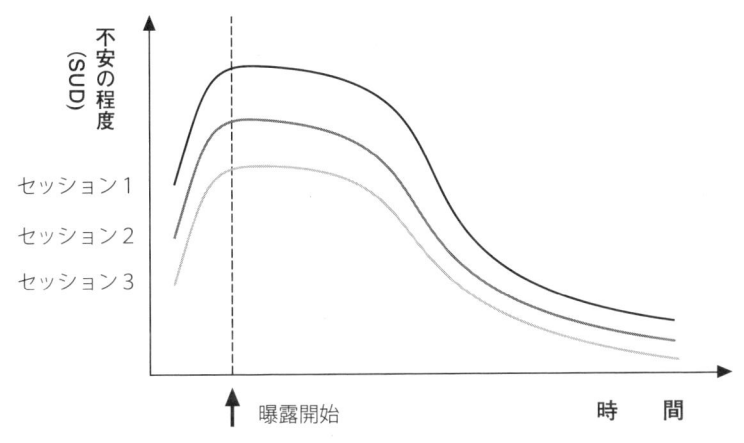

図4 「セッション内 habituation」と「セッション間 habituation」

2. 新行動 S-R 仲介理論からの治療技法

新行動 S-R 仲介理論は生理的な反応や情動反応の学習に関する理論である。不安を媒介とした神経症の病理モデルと治療法の研究が中心であり，代表的な治療技法としては，系統的脱感作法，曝露法などがあるが，ここでは現在最もよく用いられている曝露法について述べる。

1）曝露法（エキスポージャー法）

曝露法は，不適応的な不安反応を引き起こす刺激に持続的に直面することにより，その不安反応を軽減させる方法である。これは，条件づけられた不安反応はそれを引き起こす刺激に持続的に直面することにより減弱されるという原理に基づくものであり，habituation（馴化）と称されている。Habituation にはセッションを開始した直後は一時的に不安が上昇するが，持続すると時間とともに不安は減少するという「セッション内 habituation」と，セッションを重ねるごとに不安反応の強度も徐々に減弱するという「セッション間 habituation」がある。行動療法では，不安や不快感の程度を主観的不安評価尺度（SUD）というパラメーターを用いて表すことが多い。これは，最も強い不安を 100 とか 10 とかに設定し，その他の不安の程度を相対的に点数化したものである。曝露を行う際に不安反応が減弱していく habituation の過程について SUD を用いて示すと図4のようになる。

強迫性障害の治療では，曝露法に加えて，強迫行為を行わずにすませる反応妨害法という方法を同時に用いる曝露反応妨害法という治療技法が多く用いら

れる。

3．社会学習理論からの治療技法

社会学習理論は，人の学習は社会の中で行われることを強調した理論であり，他の人の行動を観察するだけでその行動を学習しうることや，予期や信念や期待とか自己効力感といった象徴過程が強化に影響を与えていることを主張している理論である。そこから生まれた代表的な治療技法は，モデリングとセルフモニタリングである。

1）モデリング

モデル刺激を提示して，それを患者が観察したり模倣したりすることでモデル行動を学習する方法である。モデル刺激としては，治療者や看護師による実際の行動のデモンストレーションやビデオや絵やイメージでの描写などがある。臨床場面では種々のスキルを獲得させる際によく用いられる。また，前述した曝露法の治療の際にも治療者がまず実践して見せてその後患者にその通りに行ってもらうというようなやり方で用いられることが多い。

2）セルフモニタリング

セルフモニタリングは，患者が自分自身で自分の行動を観察したり，記録したり，評価をする方法である。単純に対象とする行動の頻度や時間のみを記録することもあるが，いつ，どこで，何をしているときに，どう考えて，どのように感じて，何をしたか，その結果どうなったか，その後の気持ちの変化は，など詳細に記録をしてもらうことも多い。こうしたセルフモニタリングは，自らの症状についての理解を深めるためや治療を行う際の評価ツールとして有用であるが，一方，記録をするということによって，患者自らがめざす行動に少し近づきやすくなるという治療効果がみられることも少なくない。

4．認知行動療法理論からの治療技法

思考とか想像などの認知活動を，行動とは別の活動として取り上げて，刺激の解釈や意味づけを行動の媒介要因として重視し，行動の変容には認知の変容が不可欠であることを主張している理論である。Beckによる信念，中核信念などの認知スキーマを用いたモデルが代表的である。この理論から生まれた代表的な技法には認知再構成法がある。

1) 認知再構成法

不適応的な行動が起こる場面について，対象となる行動のセルフモニタリングとそのとき自動的に生じる考え（自動思考）のモニタリングをもとにして，非適応的な認知を患者自身が発見していくように導く。そのために，その認知に関して「証拠は何か」「他の解釈はないのか」「そう解釈することでどういう効果があるか」などの一連の質問形式や現実場面での行動実験（behavioural experiment）のホームワークなどを用いて，その認知を適応的になるように修正していくことをめざす治療技法である。

VI 行動療法の適用領域

行動療法の考え方や技法は，疾患にかかわらず，日常臨床の中で出てきた問題（例えばイライラ，不安，暴力などへの対処，定期的な服薬，効果的な頓服薬の使用，他患者や家族との関わり方など）に用いられて役立っているが，ここでは臨床研究で効果が認められた疾患[2]について述べる。

1. 不安障害

曝露法がこの領域の主要な技法である。疾患によって，曝露法の用い方や他の治療技法との組み合わせに特徴がある。強迫性障害には，曝露法と反応妨害法の組み合わせ（すなわち曝露反応妨害法）が，パニック障害には，身体感覚の曝露と認知再構成法や呼吸法などの不安対処法との組み合わせが，PTSD（外傷後ストレス障害）にはイメージによる曝露法や認知再構成法が，社交不安障害には不安状況への曝露法と，認知再構成法，社会技術訓練の組み合わせが，効果の高い治療プログラムとして提案されている。

2. 統合失調症

刺激統制法を用いて環境を整えることで興奮や攻撃行動を起こさせにくくしたり，適応的な行動を学習させるために，課題分析や強化プログラムを用いたり，服薬や生活技術，社会技術の学習のためにモデリング，ロールプレイ，強化法などが用いられている。それらをプログラム化した社会技術訓練（SST；Social Skills Training）も広く行われている。

3. 精神遅滞，自閉性障害などの発達障害

生活技術や言語あるいは非言語のコミュニケーション技術，自傷行為や攻撃行動などが治療の対象となっている。課題分析，プロンプティング，モデリング，正の強化法，シェイピング，刺激統制法などが適用され，効果が認められている。また，障害児の親を治療者として訓練して機能させる親訓練プログラムも効果が認められている。

4. 摂食障害

身体状態の回復，食行動の改善・維持，症状の維持・発展に関連した対人行動や問題解決行動の学習などが治療の対象となっている。食事に関する不安や迷いを誘発する刺激の統制，体重の変化などに伴わせたオペラント強化法，不安への対処行動の練習，不安状況への段階的な曝露法，日常のストレス状況に対する問題解決訓練法などが用いられ，効果が高いプログラムとして提案されている。

5. 行動医学

リラクセーションを用いた高血圧や疼痛の治療，ストレスマネージメントによる過敏性腸症候群などの心身症の治療，刺激統制や随伴性管理による肥満や糖尿病の食行動管理や療養に必要な患者行動の学習，などの身体疾患の予防や治療に効果が認められている。

Ⅶ　おわりに

行動療法の総論を短時間で理解するのは難しい。おそらく総論だけ読んでもピンとこないことが多いであろう。それでもぼんやりとした概略だけでも理解していると，ある疾患についての行動療法という各論が理解しやすくなると思われる。また，各論で治療が奏功し行動療法に対する興味が増したときにもう一度総論を読んでみると，さらに行動療法の面白さに気づくことも期待できる。本稿をそのように活用してもらえると幸いである。

参考文献

1）Bellack AS, Hersen M（1985）Dictionary of Behavior Therapy Techniques. New York:

Pergaman Press. 山上敏子監訳（1987）行動療法事典. 岩崎学術出版社.
2) Bellack AS, Hersen M, Kazdin AE (ed.) (1990) International Handbook of Behavior Modification and Therapy. 2nd edition. New York: Plenum.
3) Emmelkamp PMG (1992) Anxiety Disorders: A Practitioner's Guide. New York: Wiley.
4) 飯倉康郎（2003）行動療法の適応拡大と技法の修正. 臨床精神医学 32(10); 1171-1177.
5) 山上敏子（1988）行動療法の展開. In 山上敏子（1990）行動療法. 岩崎学術出版社, pp12-31.

第2章

不安障害の行動療法の原則

I　はじめに

　パニック障害，強迫性障害，社交不安障害，特定の恐怖症，外傷後ストレス障害（以下PTSD），などの不安障害は，行動療法の臨床研究が最も多く行われてきた分野である[5,9]。その研究の中心は，不安反応に対する評価の方法と効果的な治療的介入の方法の開発であった。こうした臨床研究が積み重ねられた結果，不安障害の各疾患について洗練された行動療法の治療プログラムが確立されてきた[2,6,11,12,13]。そこで本稿では，主に不安障害に対して行動療法を行っていく際に最低限知っておいた方がよいと思われる内容についてまとめてみることにした。以下，「不安障害に対する行動療法の進め方の大きな流れ」，「行動療法による不安反応の評価」，「行動療法による不安反応への治療的介入」，「治療への動機づけ」という項目に分けて述べる。

II　不安障害に対する行動療法の進め方の大きな流れ

　不安障害の患者は自らの症状に対して一応病識があり，「本当はこんなことを心配したり不安になったりする必要はないとわかっているのだけど」などと述べることが多い。また，書物やインターネットからの情報で行動療法のことについてもある程度知っていると述べる患者も少なくない。しかし，そのような内容についての理解は決して十分ではないことがほとんどである。不安障害に対する行動療法の治療過程は，患者が自らの疾患や治療の方法について深く理解できるようにしていく過程であるといえる。

　その進め方の大きな流れを示すと図1のようになる。まず，患者の症状，特

に不安反応に関して詳細な行動分析を行い，患者が自らの症状のしくみや特徴を十分に理解できるように導く。次に，治療のやり方について仮説を立てて話し合い，治療の目的や意味を患者に十分に理解してもらった上で治療を実践してもらうことになる。はじめは治療者が強くサポートやアドバイスをしながら患者の治療行為（特に患者が不安刺激状況へ直面することなど）を進めていく。そして，次に，治療者がそばにいない状況であっても患者のみで治療を行えるように，患者がひとりで行う治療課題（ホームワーク）を実施してもらう。このような過程を繰り返しながら，最終的には患者がひとりで症状をコントロールできるようになることをめざしていくというのが大きな流れである。

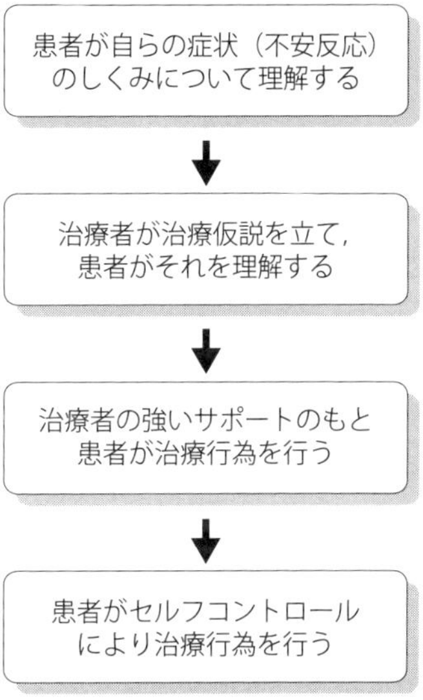

患者が自らの症状（不安反応）のしくみについて理解する

↓

治療者が治療仮説を立て，患者がそれを理解する

↓

治療者の強いサポートのもと患者が治療行為を行う

↓

患者がセルフコントロールにより治療行為を行う

図1　不安障害に対する行動療法の進め方の大きな流れ

Ⅲ　行動療法による不安反応の評価
——不安反応の構造と悪循環

　行動療法において問題を評価するための中心的な方法は行動分析（刺激-反応分析）である。これは問題となる行動を刺激-反応-刺激……というような刺激-反応の連鎖として把握する方法である。不安障害で中核となる問題は不安反応であるので，まず，その不安反応がどのような刺激-反応の連鎖で成り立っているのかを把握することが重要である[8]。図2のように不安障害ではほとんどの場合に過剰な不安を引き起こす先行刺激状況が存在する。先行刺激状況の例としては，社交不安障害の場合は人前で話をしなければならない状況，広場恐怖を伴うパニック障害ではそばに人がいなくて助けを求められないような状況，PTSDの場合は外傷体験を想起しやすいような状況（ある特定の場所や言葉など），不潔恐怖の強迫性障害の場合は便や尿への接触が疑われるような状況，などがあげられる。そして，その過剰な不安のゆえに，図2のような，

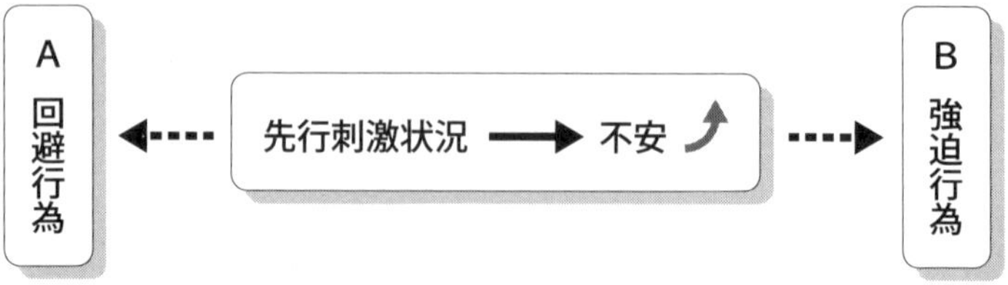

```
┌─────┐         ┌──────────────────┐         ┌─────┐
│  A  │ ◄╌╌╌╌╌  │ 先行刺激状況 ➡ 不安 ↗ │  ╌╌╌╌╌► │  B  │
│ 回避 │         └──────────────────┘         │ 強迫 │
│ 行為 │                                      │ 行為 │
└─────┘                                       └─────┘
```

図2　不安障害における不安反応の構造

A）回避行為，B）強迫行為，などの症状が習慣化されるようになり，これらによって不安反応のパターンが維持されたり悪化したりするという悪循環を形成している。

　A）の回避行為は過剰な不安状態になりたくないために，先行刺激状況に直面することを意図的に避けることである。その結果，行動範囲が狭くなって全体的に著しく不活発な生活となってしまう。回避行為の例としては，上述したケースを用いると，社交不安障害では人前に出ることを避けること，広場恐怖を伴うパニック障害ではパニックになる状況を恐れてひとりでの外出を避けること，PTSDの場合は外傷体験を想起したくないために自宅にこもって人との接触を避けること，便や尿が不潔の対象である不潔恐怖の強迫性障害では水分や食事を制限してできるだけトイレに行く回数を減らすこと，などがあげられる。また，回避行為をする患者の一群には，自分で行動したくないために家族など周囲の人に代行してもらったり，強制的に代行させたりするなど周囲を巻き込んで迷惑をかけるタイプもある。こうした回避行為をすることによって不安が出現する頻度は減少するが，図3のように[14]回避すればするほど避けている先行刺激状況に対しての苦手意識や抵抗感が増し，その結果ますます回避するようになるという悪循環を形成してしまう。

　B）の強迫行為とは，不安や不快感を体験したときに，すぐにそれを軽減させるために，確認したり頭の中で打ち消そうとする儀式的な行為をしたり，何回も納得するまで手を洗ったりするような病的な繰り返し行為のことをいう。特に強迫性障害でよくみられる症状である。こうした行為に関して患者はばかばかしいと頭の中では思っていてもその場の一時的な安心感が欲しいためにそれをやめることができない。そして，ちょっとでも不安になるとすぐに強迫行為をしてしまうようになり，最終的には生活のほとんどが強迫行為に支配され

てしまうことにもなりうる。

　このような不安反応の仕組みを明らかにするために，治療者は面接の中で患者の具体的な症状を取り出して，詳細な行動分析をする必要がある。行動分析をすることによって，どこの部分をどのように治療すればよいかの戦略が立てやすくなる。また，行動分析は治療者と患者の共同作業で行われるため，患者が自らの問題について自分で考えるようになり，治療に対して主体的になることが期待できる。

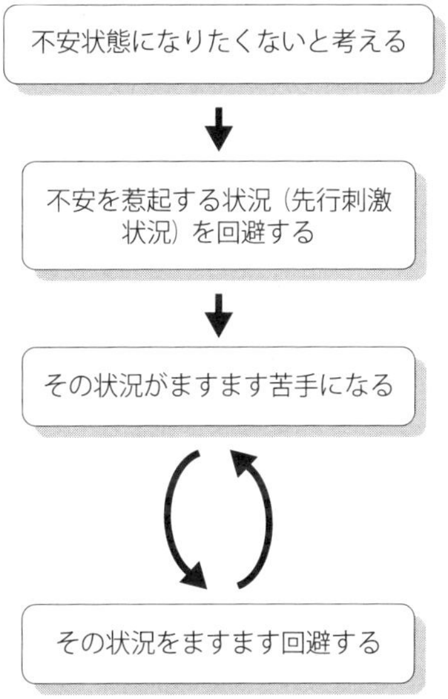

```
┌─────────────────────┐
│ 不安状態になりたくないと考える │
└─────────────────────┘
           ↓
┌─────────────────────┐
│ 不安を惹起する状況（先行刺激 │
│ 状況）を回避する       │
└─────────────────────┘
           ↓
┌─────────────────────┐
│ その状況がますます苦手になる │
└─────────────────────┘
           ↕
┌─────────────────────┐
│ その状況をますます回避する  │
└─────────────────────┘
```

図3　不安障害における回避行為の悪循環

Ⅳ　行動療法による不安反応への治療的介入
　　　――治療目標の設定とそれに対して用いられる治療技法

　十分な行動分析ができたら次に治療的な介入をしていくことになるが，その際，問題となっている行動のどの部分を治療の対象とするのかを明らかにし，それに対する具体的な治療目標を設定していく。不安障害の場合，不安反応をめぐる刺激－反応の連鎖のどこの部分を治療の対象にするかによって主に以下のような治療的介入の方法が選択される。

1．環境の調整
　この場合の環境とは患者を取り巻く周囲の刺激状況のことである。特に重症のケースや複雑なケースではさまざまな刺激状況に翻弄されて患者がどうしようもない状況に陥ってしまっていることが少なくない。そのような場合，これから治療を始めていくにあたって，とりあえずどのように環境を調整すると患者の苦痛をいくらかでも軽減できるのかを検討することが大切である[19]。例えば，仕事をしていることが症状を複雑にしたり悪化させたりしているとき

は，負担が軽くなるように仕事時間の短縮や仕事内容の整理を勧めたり，場合によっては休職を勧めることもある。また，自宅の環境で不安刺激が多すぎるために混乱して身動きがとれなくなっているようなときは，入院して自宅環境から離れることを勧めることもある。

また，著しい回避行為や強迫行為が習慣化している場合などでは，これまでの生活習慣に逆らうような治療行為（例えば以下の3．や4．）をはじめからドラスティックに行うことは困難であるため，今の生活パターンを極端には変えずに，できる範囲内でいくらかでも混乱を少なくするような生活のしかたを指導することも多い。例えば，強迫的な手洗いの時間を大雑把に治療者が決めてやったり，患者の負担の軽減のために掃除や洗濯や料理などの家事を家族が一時的に代行するような取り決めが有効であることもある。また，中途半端に不安に直面してかえって落ち着かなくなっているようなときには，まず不安の惹起が十分に抑えられるように，回避行動や強迫行為をはじめの段階では容認し，ある程度不安が落ち着いてから次の段階への治療を検討することもある[15]。

2．不安反応による苦痛そのものを軽減する不安対処法

これは，不安反応による苦痛をその場でいくらかでも軽減するための対処法の学習である。筋弛緩法などのリラクセーションや腹式呼吸などの呼吸法の練習があげられる[2]。まず，不安が少ない状況で治療者が上記の方法を患者に指導して，患者がそれを上手に行えるようにする。そして実際に患者が不安になった場面でこれらの不安対処法を試行してもらう。次の3．の治療と組み合わせて行うことも多いが，患者が3．の不安刺激状況に直面する治療を極端に回避する場合などはこの不安対処法の学習のみが治療になることもある。

3．不安を惹起するような先行刺激状況に直面することを通してその不安反応が起こりにくくなることを学習する方法

これは，先行刺激状況が不安反応と連結してしまっていることに対して根本的に介入していく方法である。以下に示すいくつかのやり方で先行刺激に直面していくことを通して，不安反応が起こりにくくなるようにしていく方法であり，不安障害の治療の多くはこの方法を用いているといえる。ここでは直面のしかた，例えば直面する内容（実際の物や状況，イメージなど）や直面する持続時間などにより，以下の4つの治療技法をあげて説明する。

1）系統的脱感作法

　系統的脱感作法は，不安刺激に関する短時間のイメージを用いる方法である。これは，①深い筋肉弛緩訓練と，②不安刺激のヒエラルキー（階層表）の作成と，③深い筋肉弛緩状態にある患者への不安刺激のイメージによる短時間の反復提示による拮抗条件づけの3要素からなっている。深い筋肉の弛緩下にある患者に不安刺激を反復提示することによって，不安反応は弛緩反応に逆制止されて軽減し，消去されるという仮説に基づいた治療法である[18]。この方法の研究は行動療法の発展に大きな役割を果たしたが，現在この治療技法自体が用いられることは少なくなっている。

2）曝露法（エキスポージャー法）

　曝露法は，不適応的な不安反応を引き起こす刺激状況に持続的に直面することにより，その不安反応を軽減させる方法である[4]。これは，条件づけられた不安反応はそれを引き起こす刺激に持続的に直面することにより減弱されるという原理に基づくものであり，habituation（馴化）と称されている[7, 17]。現在の不安障害の治療で最もよく用いられている治療技法である。直面する対象としては，実際の物や状況であることが多く，これを in vivo の曝露法という。例えば，社会恐怖では人前で話をすること，広場恐怖を伴うパニック障害では家からひとりで外に出ること，PTSD では外傷体験を想起しやすい行動をあえてすること，強迫性障害では不潔の対象や確認したくなるような状況にあえて直面すること，などの治療課題を不安が下がるまで持続的に行うことがあげられる。また，PTSD や強迫性障害の治療では恐怖の対象となっているイメージを口述したり紙に書いたり録音して聞いたりする作業を長時間行うような，イメージによる曝露法も行われている[10, 12]。

　曝露法は，①治療の対象となる具体的な不安刺激状況を刺激価の低いものから高いものへと並べた不安階層表（ヒエラルキー）を患者とともに作成する，②比較的刺激価の低い対象から曝露を始める，③徐々に刺激価の高い対象へ曝露していく，という過程で進められる。また，多くの場合，はじめは治療者が付き添って一緒に曝露法の治療課題を行い，できるようになったら患者にひとりで治療課題を行ってもらう。最終的にヒエラルキーの刺激価の高い治療課題を患者がひとりでできることをめざして治療は進められる。

3）モデリング

　患者が不安で避けている行動をまず治療者が行って見せ，次にそれと同じこ

とを患者に行ってもらうという方法である。これは、はじめに治療者がモデルを示すことにより、患者があまり不安を感じずに不安刺激状況に直面できることを意図している[1]。前述した曝露法の治療の際にも、はじめの段階では、治療者がまず実践して見せてその後患者にその通りに行ってもらうというようなモデリングがしばしば用いられているが、多くの場合はその後、モデリングなしで患者が不安刺激状況に直面できるように治療がステップアップされる。

4）認知再構成法

不安反応が起こる場面について、その前後の行動とそのとき自動的に生じる考え（自動思考）のセルフモニタリングを患者に行ってもらう。そしてそれをもとにして、非適応的な認知を患者自身が発見していくように導く。その際に、その認知に関して「証拠は何か」「他の解釈はないのか」「そう解釈することでどういう効果があるか」などの一連の質問形式や現実場面に直面する行動実験のホームワークなどを用いて、その認知が適応的になるように修正されることをめざす治療技法である[3,6]。この治療における行動実験も、先行刺激状況に直面する治療形態であるが、直面する時間が短時間であることが上述の曝露法と大きく異なる点である。

5）反応妨害法

不安を一時的に軽減するような病的な打ち消し行為や儀式行為（強迫行為）を行わずにすませることを学習する方法である。これは、強迫行為を行わない状態を持続すると、強迫行為を行いたい衝動（強迫衝動；compulsive urge）が時間とともに減弱するという原理に基づくものである[7,17]。反応妨害法は患者に強制的に強迫行為をやめさせることでは決してないし、強制的に行ってもほとんどの場合治療効果は得られない。強迫行為をすることによって症状が維持や悪化をしているという悪循環を患者に十分に理解をさせて、患者が自分の意志で強迫行為を行わずにすませるように進めていくことが重要である。

なお、強迫性障害の治療では、曝露法に加えて、反応妨害法を同時に組み合わせて用いることが最も治療効果が高いことが明らかにされており[11,16]、曝露反応妨害法と称されている。

4．治療への動機づけについて

治療の大きな流れのところで述べたように、不安障害の行動療法は患者が自分で症状をコントロールできることをめざすものである。その際の治療者の役

```
       「がんばりましたね」
       「できましたね」「やるね」
                    ┌──────────┐
              ───▶  │ 治療者の賞賛 │
                    │  〈強化子〉  │
                    └──────────┘
  ┌──────┐
  │ 患者が │    ┄┄┄┄┄┄┄┄┄┄┄▶ 症状が減って楽になる
  │治療行為を│   ┄┄┄┄┄┄┄┄┄┄┄▶ 生活しやすくなる
  │ 行う  │    ┄┄┄┄┄┄┄┄┄┄┄▶ 自由な時間が増える
  └──────┘    ┄┄┄┄┄┄┄┄┄┄┄▶ やりたかったことができるようになる
      (ひとつひとつの治療行為が成功すると)  ┌────────┐
                                    │ 治療効果 │
                                    │ 〈強化子〉│
                                    └────────┘
```

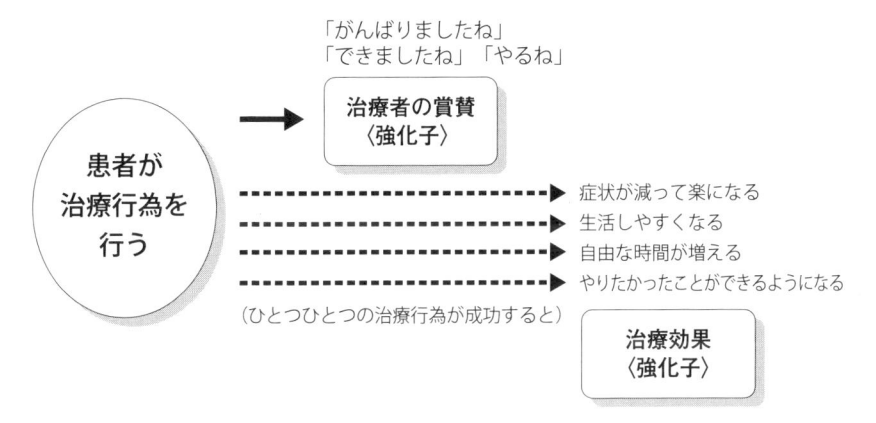

図4　患者の治療行為に対する強化

割は，患者ができるだけ主体的，積極的に治療を継続できるようにサポートをすること，すなわち患者を治療へ動機づけることである。

　ある治療課題を患者が行って，それができたときに，治療者は「がんばったですね」「やるね」「できましたね」などの言葉をかけて賞賛して，その患者が行った治療行為を強化することがしばしば行われる。それによって患者は治療へある程度動機づけられるのであるが，もし，治療の中での強化子が治療者の賞賛のみであれば，だんだん強化子の力が弱くなって，患者が治療課題を主体的，積極的に行わなくなる可能性もある。しかし，図4のように，治療がひとつひとつの小さな成功を積み重ねていけば，症状が減って楽になる，生活しやすくなる，自由な時間が増える，やりたかったことができるようになる，など，本来患者が求めていた治療効果が得られてくることになる。この治療効果は患者の治療行為に対する強化子となる。その結果，ますます患者は積極的に治療を行うようになることが期待できる。すなわち，患者がなんらかの治療効果を得ることこそが最も重要な強化子になるといえるであろう。そのため，治療者は，患者が成功しやすいものや，達成感を感じやすいものなど，治療課題の選択を十分に検討することが大切である。

　また，はじめのうちは，治療効果がまだあまり顕著でないこともあるが，そういう場合であっても治療効果が出て少しでも楽になった部分を探せば見つかるものである。そうした点を気づかせたり実感させたりすることで，患者の治療への動機づけが高まることも多い。このように，不安障害の行動療法の治療

過程は動機づけの連続で成り立っており，治療者はそうなるような治療の進め方を検討していくべきと思われる．

V　まとめ

（1）不安障害の行動療法は患者が自ら症状をコントロールできるようになることをめざすような治療の進め方をする．
（2）詳細な行動分析を行い，患者が自らの疾患や症状がどのようなしくみで成り立っているかを十分理解することが重要である．
（3）不安反応を惹起する先行刺激状況になんらかの形で直面することを通してその不安反応が起こりにくくなることをめざすような治療形態をとることが多い．
（4）不安障害の行動療法の治療過程は動機づけの連続で成り立っており，治療者は患者の治療への動機づけが高まるような治療の進め方を検討することが大切である．

参考文献

1) Bandura A (1971) Social Learning Theory. General Learning Corporation. 原野広太郎, 福島脩美訳（1974）人間行動の形成と自己制御. 金子書房.
2) Barlow D & Cerney JA (1988) Psychological Treatment of Panic; Treatment Manuals for Practitioners. New York: The Guilford Press.
3) Beck AT (1976) Cognitive Therapy and the Emotional Disorders. New York: Int. Univ. Press.
4) Bellack AS, Hersen M (1985) Dictionary of Behavior Therapy Techniques. New York: Pergaman Press. 山上敏子監訳（1987）行動療法事典. 岩崎学術出版社.
5) Bellack AS, Hersen M, Kazdin AE (ed.) (1990) International Handbook of Behavior Modification and Therapy. 2nd edition. New York: Plenum.
6) Clark DM (1989) Anxiety States: Panic and generalized anxiety. In Hawton K, Salkovskis PM, Kirk J et al. (ed.) Cognitive Behaviour Therapy for Psychiatric Problems. Oxford: Oxford Medical Publications.
7) Emmelkamp PMG (1982) Phobic and Obsessive-Compulsive Disorders; Theory, Research and Practice. New York: Plenum Press.
8) Emmelkamp PMG (1992) Anxiety Disorders: A Practitioner's Guide. New York: Wiley.
9) Eysenck HJ (1960) Behavior Therapy and the Neuroses. New York: Pergamon Press. 異常行動研究会訳（1965）行動療法と神経症―神経症の新しい治療理論. 誠信書房.
10) Foa EB, Steketee G, Turner RM (1980) Effects of imaginal exposure to feared disasters in obsessive-compulsive checkers. Behav Res & Therapy 18; 449-455.

11) Foa EB, Steketee G, Graspar JB et al.（1984）Deliberate exposure and blocking of obsessive-compulsive rituals; immediate and long-term effects. Behavior Therap 15; 450-472.
12) Foa EB（1997）Trauma and women: course, predictors, and treatment. J Clin Psychiatry 58(l9); 25-28.
13) Heimberg RG et al.（1985）Treatment of social phobia by exposure, cognitive restructuring, and homework assignments. The Journal of Nervous and Mental Disease 173(4); 236-246, .
14) 飯倉康郎（1999）強迫性障害の治療ガイド．二瓶社．
15) 飯倉康郎編著（2005）強迫性障害の行動療法．金剛出版．
16) Meyer V（1966）Modification of expectations in cases with obsessional rituals. Behav Res Ther 4; 273-280.
17) Rachman SJ, Hodgson RJ（1980）Obsessions and Compulsions. Prentice Hale.
18) Wolpe J（1990）The Practice of Behavior Therap. 4th edition. New York: Pergamon Press.
19) 山上敏子（1997）行動療法2．岩崎学術出版社．

第3章

強迫症状の治療と行動療法の活用

I　はじめに

　強迫症状は精神科臨床の中でしばしばみられる症状のひとつである。DSM-IVの強迫性障害の診断基準によると，強迫症状は強迫観念と強迫行為からなり，強迫観念は，「反復的，持続的な思考，衝動または心像であり，それは障害の期間の一時期には，侵入的で不適切なものとして体験されており，強い不安や苦痛を引き起こすことがあるもの」と定義され，強迫行為は，「反復行動（例：手を洗う，順番に並べる，確認する）または心の中の行為（例：祈る，数を数える，声を出さずに言葉を繰り返す）であり，その人は強迫観念に反応して，または厳密に適用しなくてはならない規則に従って，それを行うよう駆り立てられていると感じているもの」と定義されている。
　しかし，実際の臨床でみられる強迫症状の内容や性質は多様であり，その中には妄想やこだわりに基づく強迫行為など，上記で述べたような強迫症状と異なるものも少なくないが，本稿ではこれらも広義の"強迫症状"として扱うことにした。
　強迫症状をもつ疾患の代表は強迫性障害であるが，強迫症状があるからといって必ずしも主診断が強迫性障害であるとは限らない。また，強迫性障害の治療としては曝露反応妨害法が第一選択の治療技法として確立されている[12, 32]が，曝露反応妨害法の適応にならないタイプの強迫性障害もみられる。したがって，本稿では，典型的な強迫性障害だけではなく，強迫症状をもつさまざまな精神疾患に対して行動療法がどのように活用されているかについて述べていきたいと思う。
　行動療法は，学習の諸原理や方法を，臨床の問題の理解と変容に応用する心

第3章　強迫症状の治療と行動療法の活用　43

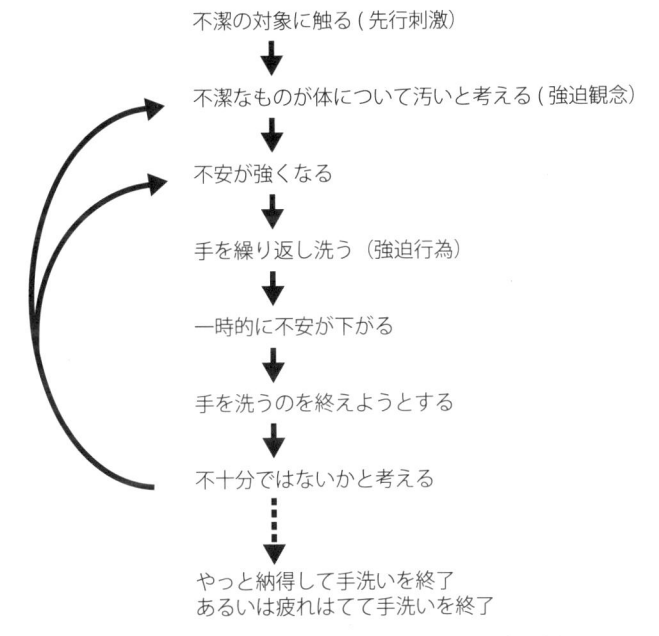

```
不潔の対象に触る (先行刺激)
        ↓
不潔なものが体について汚いと考える (強迫観念)
        ↓
不安が強くなる
        ↓
手を繰り返し洗う (強迫行為)
        ↓
一時的に不安が下がる
        ↓
手を洗うのを終えようとする
        ↓
不十分ではないかと考える
        ↓
やっと納得して手洗いを終了
あるいは疲れはてて手洗いを終了
```

図1　ある不潔恐怖症状のミクロ的な行動分析の例

理療法である。その臨床の実際では，行動分析（刺激－反応分析）を核とする問題の評価の過程と，治療仮説を立てて実践してその結果を検証する治療的介入の過程を繰り返しながら進められている。そこで，本稿では，強迫症状に対する行動療法の活用について，以下，「問題の評価」の過程と「治療的介入」の過程に大きく分けて述べることにする。

1．強迫症状の評価に関しての行動療法の活用

強迫症状を主訴とした患者が受診した際にまず，行動療法ではその症状に対する詳細な評価がなされる。その際の核となる評価の方法が行動分析（刺激－反応分析）である。これは，対象とする行動に関して，刺激と反応の相関や連鎖を明らかにしていくような分析の方法である。この行動分析を用いて対象となる強迫症状がどのような刺激－反応のしくみで成り立っているのか，すなわち，強迫症状の構成要素である先行刺激，強迫観念，強迫行為，不安や不快感などがどのような関係になっているのかなどを明らかにする。図1に示された不潔恐怖の具体例では，強迫行為によって一時的に不安・不快感が減少してい

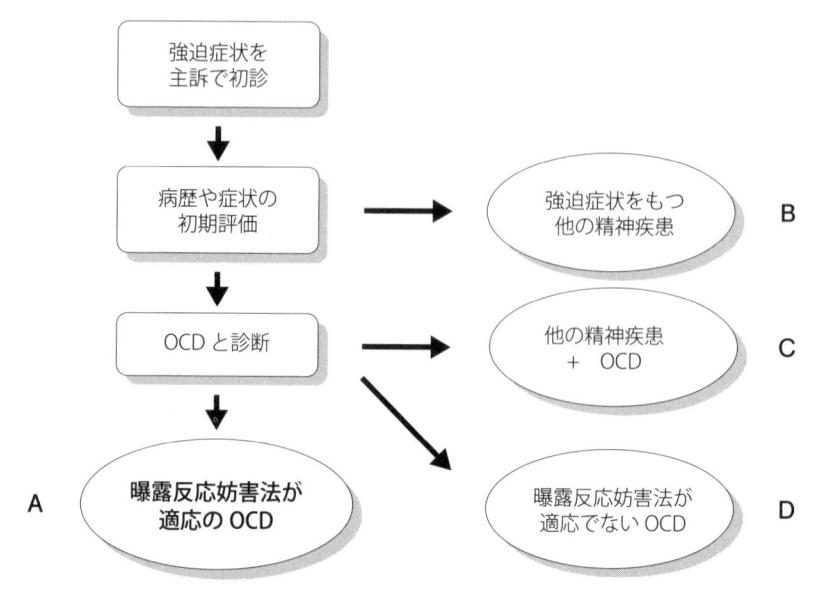

図2 強迫症状に対する行動分析の流れ

```
強迫症状を主訴で初診
    ↓
病歴や症状の初期評価 → 強迫症状をもつ他の精神疾患   B
    ↓
OCDと診断 → 他の精神疾患 + OCD   C
    ↓           ↘
A  曝露反応妨害法が     曝露反応妨害法が
   適応のOCD         適応でないOCD   D
```

るが，それによって強迫行為が維持されているという悪循環を呈している。これは典型的な強迫性障害の強迫症状のパターンであり，このような場合が曝露反応妨害法の適応となる[3, 26]。しかし，すべての強迫症状がこのようなパターンになっているわけではなく，山上[35]が述べているような，強迫行為でかえって不安が高まるものや，不安や不快感の介在がほとんどみられないものもある。こうした強迫症状の行動分析が，診断や曝露反応妨害法の適応などを判断する重要な鍵となる。

また，強迫症状は他の症状や問題とも影響しあっていることが多く，それらの影響のしかたに関して刺激－反応の関係を明らかにしていくこと（マクロ的な行動分析）も行われる（第1章図3，p.24参照）[4]。この図では，強迫症状とそれ以外の症状や問題が影響しあっていることを示している。このような行動分析は，診断や，どこの部分から治療を始めるかなどの判断材料になる。

強迫症状に対して上記に示したような行動分析を行うことによって診断や治療の方向性はおおむね図2のように決定されていくと考えられる。以下，図2のA～Dの各群に対してどのように行動療法が活用されているのかについて述べる。

Ⅱ 強迫症状への治療的介入に関しての行動療法の活用

1．典型的な強迫性障害に対する行動療法の活用

　まず，図2のAで示される，曝露反応妨害法の適応になる典型的な強迫性障害群について述べる。この群は，強迫行為によって不安や不快感が一時的に減弱するが，それによって強迫行為が悪化，維持されるという悪循環を呈していることが特徴であり，これまで行動療法の臨床研究が最もよく行われている。

1）曝露反応妨害法の概念

　曝露反応妨害法は曝露法（エキスポージャー法）と反応妨害法を同時に組み合わせた行動療法の治療技法である。曝露法は，不安を引き起こす刺激状況に長時間，持続的に直面することで不安反応を減弱させる方法である。多くの場合，不安刺激状況に直面することではじめは不安が一時的に増強されるが，直面し続けることにより不安反応は徐々に減弱されることが明らかにされており，これを「セッション内 habituation」という。また，セッションを重ねるごとに不安反応の強度も徐々に減弱することも明らかにされており，これを「セッション間 habituation」という[3,26]。反応妨害法とは，強迫観念により引き起こされる不安や不快感を一時的に軽減するための強迫行為を行わずにすませる方法であり，これは，強迫行為を行わない状態を持続すると，強迫行為を行いたい衝動（強迫衝動）が時間とともに減弱するという原理に基づくものである。

2）曝露反応妨害法のこれまでの研究

　Meyer[21]らは，不潔恐怖のために洗浄行為を繰り返す患者と，神を冒瀆することを恐れて儀式行為を繰り返す患者それぞれに対して，強迫行為の妨害をしながら，長時間の実際の刺激状況への曝露を行った。これが曝露反応妨害法での最初の治療報告といわれている。その後，この曝露反応妨害法の方法に関する研究がさかんに行われるようになり，曝露は短時間よりも長時間の方が有効であること[26]，イメージよりも実際の刺激による曝露の方が効果がある場合が多いこと[18]，曝露法単独や反応妨害法単独では効果が不十分であること[8]，自分で行う曝露反応妨害法も可能であること[5]，治療効果が持続すること[3,26]，などが明らかにされた。曝露反応妨害法の効果について，Steketee[30]は20研究をまとめているが，これによると，10〜20回のセッション回数で60〜90％

の改善率が示されている。

3）曝露反応妨害法の基本的な進め方

曝露反応妨害法は，患者がこれまで避けてきた不安刺激状況にあえて直面したり，せざるを得なくなっている強迫行為をあえてしないですませるという特徴をもつため，実施する際に，患者が症状や治療法に関して十分に理解をしていることが不可欠である[15]。そのために，実際の治療では次のような綿密なステップを踏んで行われる。

(1) 強迫症状の評価，治療法の説明，ヒエラルキーの作成

患者の症状に関して行動分析を行い，治療の対象を明らかにして患者が理解できるようにする。そして，具体的な治療の方法，期待される効果や留意点を説明し，治療への動機づけを行う。また，治療の対象となる具体的な不安刺激状況を刺激価の低いものから高いものへと並べた不安階層表（ヒエラルキー）を患者とともに作成する。

(2) 治療者主導の曝露反応妨害法の実施

治療の進め方は，①治療者同伴で治療者がモデルを示しながら刺激状況への曝露を行う，②同時に，そこで起こる不安や不快感を下げるための強迫行為への反応妨害を行う，③この状態で不安や不快感や強迫衝動が時間とともに下がっていくことを患者に体験してもらう，という手順で行う。こうした手続きをヒエラルキーの低いものから段階的に高いものへ上げて治療を進める。

(3) 患者のセルフコントロールによる曝露反応妨害法の実施

診察中に行った曝露反応妨害法と同じ課題やその応用の課題を，患者にひとりでホームワークとして行ってもらう。これは，治療の効果を日常生活に般化するためやセルフコントロールによって症状を制御する力を高めるために重要である。

こうした（2）と（3）の過程を繰り返し，刺激価の高い不安対象へと段階を上げながら患者が自ら症状をコントロールできるように治療は進められる。

4）曝露反応妨害法を用いた代表的な治療プログラム

曝露反応妨害法は基本的には上記の3）のように進められるが，対象患者の性質，治療の環境やシステム，臨床研究の目的，などに応じてさまざまな治療形態による治療プログラムが開発されている。ここでは，代表的なものとして，Foaらによる3週間の外来集中治療プログラム，九州大学の12セッションの外来治療プログラム，電話のIVR（interactive voice response）システムを用

いた自己治療プログラムであるBTSTEPS，肥前精神医療センターでの入院治療プログラムを取り上げる。

(1) Foaらによる3週間の集中治療プログラム

これは，強迫性障害患者に対する15セッションの曝露反応妨害法による外来治療プログラムである[9]。このプログラムでは，まず，広告などで患者を募集し，治療前のスクリーニングを行う。その際，SCID (Structured Clinical Interview for DSM-IV)，Y-BOCS (Yale-Brown Obsessive-Compulsive Scale)，HDS (Hamilton Depression Scale) などを用いて診断，症状の評価がなされる。そこで治療オプションの選択肢が提示され，患者がこの治療プログラムにエントリーすることに同意すれば，治療契約が結ばれる。

治療は平日毎日1.5～2時間の外来セッションが行われ，ほとんどの患者は病院の近くのホテルに約1カ月宿泊して通院する。セッションは，はじめに3日間の情報収集セッションが行われ，病歴聴取，SUD（主観的不安評価尺度）の記録，ヒエラルキー作成，治療法に関する説明など，以降の集中治療への準備が行われる。集中曝露反応妨害法セッションでは，ヒエラルキーに基づいた曝露反応妨害法の治療が15セッション行われる。はじめの段階ではセッション内で治療者が付き添ってサポートしながらの曝露反応妨害法と曝露反応妨害法のホームワークを，段階的にレベルを上げながら進められる。治療の最終段階では治療者が患者とともに自宅を訪問し，自宅で行う曝露反応妨害法セッションが設けられている。

このプログラムは，患者が自分ひとりで曝露反応妨害法の治療ができるようになることを目標にした治療教育を短期集中的に行っていることが特徴であり，高い治療改善率が報告されている。また，曝露反応妨害法の重要な要素を明確に示している点など，このプログラム研究の果たした功績は大きいと思われる。しかし，この治療プログラムに導入できるためには，毎日続けて通院できること，自分で治療していくという治療への動機づけが十分あること，自らの症状や治療法に関しての理解が十分得られること，などが不可欠であり，重症例や複雑な症例はエントリーされていないと考えられる。

(2) 九州大学の12セッションの外来治療プログラム

これは，筆者の『強迫性障害の治療ガイド』[13]をテキストとして用いた曝露反応妨害法による週1回計12セッションの外来治療プログラムである[23]。初期1～2セッションでは，病態の把握に始まり，症状が維持されるメカニズ

ム，曝露反応妨害法によって期待される効果，ホームワークの重要性についての説明が重点的になされる。その後はホームワークを主体とした曝露反応妨害法が週1回の頻度で，評価，修正とステップアップを繰り返しながら行われる。そしてセッションを重ねながら，最初は治療者主体の治療から，徐々に課題の内容を患者本人にも考えてもらい，患者主体の治療へと移行していくように進められる。さらに再発防止の目的で，症状が悪化した場合の対処法を前もって考えてもらうことも行われている。また，電話やメールで定期的に連絡を入れてもらいながら，治療終了後のフォローアップも行われている。この治療プログラムは，週1回の外来治療という現実的な頻度のセッションで行われている治療プログラムである。この研究は，欧米でさかんに行われているプロトコールに基づく治療プログラムが日本でも十分可能であることを示した点で意義が大きいと思われる。

(3) BTSTEPS

この治療プログラムはタッチトーン電話とコンピューターの音声をつなげるしくみであるIVRを用いた曝露反応妨害法の自己治療プログラムである。IVRは電話をかけるとコンピューターで入力された音声が応答し，選択肢をあげて当てはまる番号を選ばせることにより，必要なサービスが受けられるというしくみである。Marks, Greist, Baerらは，このIVRを用いたBTSTEPSと呼ばれる9段階に分かれた強迫性障害の自己治療プログラムを開発し，ロンドン，シカゴ，ボストンの機関を中心とした大きなプロジェクトとして臨床研究を行った[2,11]。

このプログラムは，①広告などでの患者の募集と治療プログラムの概要の説明と同意の取得，②治療マニュアルと電話のID番号の提供，③STEP 1～3 での自己アセスメントの実行，④STEP 4～9 での自己曝露反応妨害法の実行，という流れになっている。患者はマニュアルを読みながら，ステップごとの指定されたタイミングでIVRに電話して，症状やその程度，先行刺激，曝露反応妨害法の課題，改善率などを電話のボタンを用いて入力するようになっている。それに応じてIVRが電話の音声によって患者が取るべき行動の選択肢をあげたり，課題の達成に対してフィードバックと強化を与えたりするようになっている。また，ファックスにより患者のこれまでの進歩をフィードバックするようなしくみもある。これまで行われた調査では，高い改善率が報告されている[1,24]。

(4) 肥前精神医療センターの入院治療プログラム

近年，治療コストを少なくすることが重視される趨勢の中，強迫性障害の行動療法においては外来でのあらかじめ期間が設定された治療プログラムの研究が主流になっており，入院治療に関しては文献の中で述べられることが極めて少なくなっている。しかし，頻回に定期的な通院をすることが困難な患者は少なくない。肥前精神医療センターは，強迫性障害に対して行動療法を中心とした入院治療を行っている治療機関のひとつであるが，その入院理由について調査したところ，入院環境でなければ治療が困難である患者が多いことが明らかにされた（詳しくは，第4章表1，p.60参照）。同センターではこのような患者に対する入院治療の研究を行ってきた。入院期間は目安として3，4カ月としているが，治療期間は固定されたものではなく，患者によって幅があることが特徴である。すなわち，緩やかな枠組みのプログラムとなっている。治療プログラムの詳細については第4章，60～62頁を参照してほしい。

2．強迫症状をもった強迫性障害以外の精神疾患に対する行動療法の活用

強迫症状が強迫性障害以外の精神疾患に起因すると考えられる群（図2のB）である。うつ病圏，統合失調症圏，発達障害圏，適応障害圏などがあり，治療では薬物療法の役割が重要となるが，行動療法も適宜活用されている。その用いられ方について述べる。

1）環境の設定や対処行動の形成

多くの場合，疾患の診断にかかわらず，強迫症状を出現させやすくしている刺激状況（環境）があり，そこを行動分析して調整することで患者の苦痛を軽減することが行われる。例えば，さまざまな症状が同時に出現して混乱していたり，また，思考が十分に働かず身動きできなくなっている患者などにおいて，行動範囲を狭くする，日常生活動作ができるだけ少なくですむようにする，十分な休養がとれるようにする，などの環境が設定される。うつ病の症状のひとつとして強迫症状が出現している患者の場合などではまず，できるだけ責任がかかる状況から離れて安心して休めるような環境を設定したり，あせらせないような言葉かけがなされている。そうした環境を確保することで，薬物の効果も得られやすくなると考えられる。適応障害圏の患者で不適応反応としての強迫症状が出現している場合などでは，不適応反応が起こりにくいような環境を設定することも必要である[22]。

患者の能力以上のことを患者自身がめざしたり，まわりが要求したりすることで不適応反応を繰り返しているケースもある。その場合，患者や家族に患者の能力的な限界を理解してもらい，無理にストレスがかからないような生活のしかたを指導することが有効である。また，ストレス状況になったときの対処行動を形成することも重要である。家族や治療者や看護師に相談するとか，自室でしばらく休養するとか，頓服薬を服用するなどの行動を形成することで不適応反応の出現を減らすことが有効なことも多い。患者の特性に合わせた環境の設定もしばしば工夫される。例えば，発達障害圏の患者のこだわり行動としての強迫症状に対しては，日常生活をできるだけパターン化したり，視覚的に図示したり，貼り紙をしたりするなど，患者が理解しやすいような指示の出し方を工夫する方法がよく用いられる。

2）曝露反応妨害法的な行動形成

診断が強迫性障害ではなくても強迫症状自体へのアプローチはしばしば行われている。この群における強迫行為は，強迫行為によって不安や不快感が一時的に減弱するがそれによって強迫行為が維持，悪化されるという悪循環を呈するような典型的な強迫性障害の強迫症状のメカニズムとは異なっている。しかし，長時間で頻回な強迫行為に関して苦痛を訴える患者は多く，強迫行為を短くするという治療目標については合意が得られることはよくある。その場合，曝露反応妨害法の機制とは異なるが，長時間の手洗いや確認行為などの強迫行為をモデリングやシェイピングなどによって生活に支障をきたさない程度にまで減少させるような方法が工夫される。その際，回数や時間を決めたり，「この通りにやりましょう」とか「これが正しい手洗いのやり方です」など，具体的で明確な手順を示して図示したり，スローガン的なコメントを伝えるような方法が工夫される[29]ことが多い。

3．強迫性障害に併発した別の精神疾患や問題に対する行動療法の活用

強迫症状があり，強迫性障害と診断がつけられるのであるが，同時に他の合併症やいろいろな問題を併発しており，このまま曝露反応妨害法を行っても効果が期待できにくい群（図2のC）である。ここでの行動療法の活用としては，第1章の図3（p.24）で述べられたようなマクロ的な行動分析が重要である。それによって，複数の症状や問題があるときにどれを優先的に取り上げるべきなのかを判断しやすくなる。例えば，うつ病やストレス状況における適応障害

やなんらかの身体合併症などと強迫性障害が合併している場合では，まず，これらの疾患の治療を行わないと曝露反応妨害法を行っても十分な治療効果が期待できないことが多い。それは，曝露反応妨害法はこれまで避けてきた不安刺激状況にあえて直面していくという治療であり，それを行うためには相応の身体的，精神的なエネルギーや安定した状態が必要と考えられるからである。欧米での文献でもうつ病を合併している強迫性障害は行動療法の効果が得られにくいことが報告されている[7]。

また，曝露反応妨害法は患者が治療の対象と目標を十分に理解していないと治療効果が得られにくい治療法であるために，治療に集中できない状況では治療効果が得られにくいと考えられる。例えば，経済的に苦しい状況，家庭内の不和，職場や学校での問題が大きい場合などは，強迫症状の治療よりもまず，それらの問題の解決を優先することが先決となることが多い。

4．曝露反応妨害法の効果が期待できにくい強迫性障害に対する行動療法の活用

強迫性障害という診断はつくものの，曝露反応妨害法の効果が期待できにくいタイプの群（図2のD）である。強迫症状に不安の介在が少なかったり，強迫症状に対する不合理性の理解が乏しいものなどが含まれる。ここでは，以下の4つのタイプについて取り上げる。

1）強迫性緩慢（Obsessional Slowness）

日常生活のひとつひとつの行為が緩慢で非常に時間がかかるという症状の特徴がある強迫性障害の一型である。典型的な強迫性障害と異なり，強迫症状に不安の介在が少なく，また，治療効果が般化しにくいという特徴がある。小さいころからずっとこのような症状が続いている一次性強迫性緩慢がこれまで数例報告されている[26]が，当院での経験では，ある年齢ごろから同様の症状が出現しているケースも存在する[31]。診断学的にこれを強迫性障害に含めるかどうかは議論の余地がある。こうした強迫性緩慢に対する治療的介入は，ひとつひとつの行動がスムースに行えるような行動形成と環境の設定であり，プロンプティング，モデリング，シェイピング，強化法，生活のスケジュール化などの方法が用いられる。典型的な強迫性障害の曝露反応妨害法と異なり，治療効果が般化しにくいために，ひとつひとつの行動を根気強く形成していく必要がある。また，患者がひとりで症状をコントロールすることは困難であること

が多いために，家族がどのように患者に関わるかについての検討も不可欠である。

2）Hoarding

ものを捨てることができずにどんどん溜め込んでしまうという症状をもつ強迫性障害の一型である。この群では，多くの場合，溜め込んでいるものを本当に必要であると思っていたり，いつか使うかもしれないので捨てられないと患者が思っているために，曝露反応妨害法への動機づけが得られにくい。この群では，本人よりも家族が困って本人を連れて受診するというパターンが多い。面接では，hoardingに関する不合理性やそれがいかに生活をしにくくしているかについての理解を促し，治療の必要性を説明することが中心となるが[12]，多くの場合はなかなか治療に乗らず，経済的危機や夫婦や家族関係の破綻などの危機的状況になってはじめて治療への動機づけが得られるようである[25]。その時点ではじめて「ものを捨てて溜め込まない」という曝露反応妨害法の適応となりうる。

3）強迫観念が中心の強迫性障害

強迫観念がつぎつぎに浮かんできて不安になるが，典型的な強迫性障害にみられるような強迫行為を行っていないという強迫性障害の一型である。治療が行いにくいといわれているが，イメージ曝露を工夫すると効果は十分得られるという報告もある[6, 27]。また，思考中断法という行動療法の治療技法も患者によっては試みる価値がある。これは，典型的には，まず，患者に対象となる思考が起こったら合図をしてもらい，それに合わせて治療者が大きな声で「ストップ」と言い，患者に同時に「ストップ」と発声させ，その思考を中断させることを試みる方法であり，効果がみられたら，徐々に治療者の発声を少なくして患者が自分だけで思考を中断できるように進められる。治療の報告は少ないが，著効したという報告もある[33]。

また，こういうタイプの強迫性障害では，丁寧に行動分析すると，目に見える強迫行為はしていないものの頭の中での強迫行為（例えばmental checkingやneutralization）をしていることもしばしばみられる。この場合は曝露反応妨害法の適応になりうる[17]。

4）強迫症状に対する病識が乏しい

これも曝露反応妨害法の効果が期待できにくいといわれている強迫性障害の一型である。DSM-IVでは，with poor insightとして付記されている群である。

恐怖の対象に曝露することや強迫行為をせずにすませることの必要性に対しての理解が得られにくいために，このままでは曝露反応妨害法を行っても十分な効果が期待できない。この群の場合は，病歴の中で当初は強迫症状についての不合理感があったが，症状が悪化するにつれて，徐々に不合理感があいまいになってしまっていることが多い。また，強迫症状が完全に習慣化してしまい，それをいくらかでも変化させようとすることに対して強い抵抗を示すことも多い。こうしたケースでは，曝露反応妨害法へと導入する前に強迫症状の不合理性や強迫症状のために生活がしにくくなっていることを理解させるような面接が行われている。強迫症状の不合理性を理解させるために，それを理解しやすいように導くような質問をしたり，患者が避けているものや行為の中から比較的行いやすいものを選んで，試しに少し行ってもらいその結果について話し合うような認知的な方法が工夫されており，効果が報告されている[28]。

Ⅲ　おわりに

　本稿では，「強迫症状」に対して行動療法がいかに活用されているかについて述べた。行動療法は，単なるひとつの治療技法ではなく，問題の評価のしかたと治療的介入に関する方法の体系であると山上[35]が述べているように，強迫症状に対しても行動分析による評価が極めて重要である。本稿では，強迫症状を診断と治療の方向性の観点から，1．曝露反応妨害法の適応になる典型的な強迫性障害，2．強迫症状をもった強迫性障害以外の精神疾患，3．別の精神疾患や問題を併発している強迫性障害，4．曝露反応妨害法の効果が期待できにくい強迫性障害，のような分類を行った。強迫性障害の治療として多くの文献や出版物で述べられている行動療法はほとんどが1．の場合であるが，実際の臨床現場ではそれ以外のケースも多く，その鑑別が重要であることを強調したい。

　現在強迫性障害の治療研究は，治療効率を高めるためのプログラムの研究が盛んに行われている。ここで扱われているものは，1．の群に対する曝露反応妨害法がほとんどである。こうした研究の価値も高いが，今後，2，3，4．のような場合での複雑なケースに関する研究も同様に重視していくべきものと思われる。

参考文献

1） Bachofen M, Nakagawa A, Marks IM et al.（1999）Home self-assessment and self-treatment of obsessive-compulsive disorder using a manual and a computer-conducted telephone interview: Replication of a U.K.-U.S. study. J Clin Psychiatry 60(8); 545-549.
2） Baer L, Greist JH（1997）An interactive computer-administered self-assessment and self-help program for behavior therapy. J Clin Psychiatry 58(suppl 12); 23-28.
3） Emmelkamp PMG（1982）Phobic and Obsessive-compulsive Disorders; Theory, Research and Practice. New York: Plenum Press.
4） Emmelkamp PMG（1992）Anxiety Disorders; A Practitioner's Guide. New York: Wiley.
5） Emmelkamp PMG, Kraanen J（1977）Therapist controlled exposure in vivo versus self-controlled exposure in vivo; A comparison with obsessive-compulsive patients. Behav Res Ther 15; 491-495.
6） Emmelkamp PMG, Kwee GK（1977）Obsessional ruminations: A comparison between thought-stopping and prolonged exposure in imagination. Behav Res and Ther 15; 441-444.
7） Foa EB, Emmelkamp PMG（1983）Failures in Behavior Therapy. New York: Wiley.
8） Foa EB, Steketee G, Graspar JB et al（1984）Deliberate exposure and blocking of obsessive-compulsive rituals; Immediate and long-term effects. Behavior Therapy 15; 450-472
9） Foa EB（1993）Therapist Procedures for OCN Study (Unpublished).
10） Greist JH（1992）An integrated approach to treatment of obsessive compulsive disorder. J Clin Psychiatry 53; 38-41.
11） Greist JH, Marks IM, Baer L et al.（1998）Self-treatment for obsessive-compulsive disorder using a manual and s computerized telephone interview: A U.S.-U.K. study. MD Comput 15; 149-157.
12） Hartl TL, Frost RO（1999）Cognitive-behavioral treatment of compulsive hoarding; a multiple baseline experimental case study. Behav Res Ther 37(5); 451-461.
13） 飯倉康郎（1999）強迫性障害の治療ガイド．二瓶社．
14） 飯倉康郎（2002）強迫性障害の行動療法—「不完全な曝露反応妨害法」への対応．精神療法，28(5); 545-553.
15） Iikura Y（2004）Acceptability of inpatient behavior therapy for severe obsessive-compulsive disorder. World Congress of Behavioral and Cognitive Therapies 2004, Abstract; 91.
16） 飯倉康郎，後藤晶子，山本ゆかり，他（1999）強迫神経症の行動療法の総合研究（1）．メンタルヘルス岡本記念財団研究助成報告集，(10); 1-7.
17） Ladouceur R, Freeston MH, Gagnon F et al.（1993）Idiographic considerations in the behavioral treatment of obsessional thoughts. J Behav Ther Psychiatry 24(4); 301-310.
18） Marks IM, Boulougouris J, Marset P（1971）Flooding versus desensitization in the treatment of phobic patients. Brit J Psychiat 119; 353-375.
19） Marks IM, Shaw S, Parkin R（1998）Computer-aided treatments of mental health problems. Clinical Psychology 5(2); 151-170.
20） Megens J, Vandereycken W（1988）Hospitalization of obsessive-compulsive patients: the "Forgotten" factor in the behavior therapy literature. Comprehensive Psychiatry, 30(2); 161-169.

21) Meyer V (1966) Modification of expectations in cases with obsessional rituals. Behav Res Ther 4; 273-280.
22) 宮川明美 (2004) 複雑な生活史を有する境界知能患者の強迫症状に対する治療的工夫—入院から退院後フォローアップまで. In OCD 研究会 (編) 強迫性障害の研究 5. 星和書店, pp1-7.
23) Nakagawa A, Isomura K (2004) Randomized controlled trial (RCT) of Japanese patients with OCD; The effectiveness of behavior therapy and SSRI. World Congress of Behavioral and Cognitive Therapies 2004, Abstract; 90.
24) Nakagawa A, Marks IM, Park JM et al. (2000) Self treatment of obsessive-compulsive disorder guided by manual and computer conducted telephone interview. Journal of Telemedicine and Telecare 6; 22-26.
25) 中谷江利子 (2001) 片づけができない強迫性格の主婦の治療. 日本行動療法学会第 27 回大会発表論文集, 113-114.
26) Rackman SJ, Hodgson RJ (1980) Obsessinons and Compulsions. Prentice Hale.
27) Salkovskis PM (1983) Treatment of an obsessional patient using habituation to audiotaped ruminations. Br J of Clin Psychol 22(4),; 311-313.
28) Salkovskis PM, Warwick HM (1985) Cognitive therapy of obsessive compulsive disorder treating treatment failures. Behavioural Psychotherapy 13; 243-255.
29) 芝田寿美男 (2000) 強迫性格の患者が呈した不潔恐怖様症状の治療. 日本行動療法学会第 26 回大会発表論文集, 82-83.
30) Steketee G (1990) Obsessive-compulsive disorder. In Bellack AS, Hersen M, Kazdin AE (ed.) International Handbook of Behavior Modification and Therapy. 2nd edition. Plenum.
31) Takeuchi T, Nakagawa A, Harai H et al. (1997) Primary obsessional slowness; long-term findings. Behav Res Ther 35(5); 445-449.
32) The Expert Consensus for Obsessive-Compulsive Disorder (1997) Treatment of obsessive-compulsive disorder. J Clin Psychiatry 58 suppl.4.; 2-72.
33) Yamagami T (1971) The treatment of an obsession by thought-stopping. Behav Ther Exp Psychiatry 2; 133-137.
34) 山上敏子 (1987) 強迫神経症の行動療法. 九州神経精神医学, 33(1); 1-7.
35) 山上敏子 (1990) 行動療法. 岩崎学術出版社.
36) 山本理真子, 飯倉康郎, 宮川明美 (2006) 強迫症状を主訴として入院した患者の入院理由と治療内容および治療効果とその後の受療状況に関する調査. 精神医学, 48(4); 391-398.

| 第Ⅱ部 |

行動療法と治療環境

第4章

重症強迫性障害に対する
行動療法の入院治療プログラム
「入院環境」の意義の再考,ならびに,「入院環境」設定の工夫について

I　はじめに

　強迫性障害の治療では曝露反応妨害法が第一選択の治療法として認められている[4,8,10]。ここ2,30年間,欧米では,いろいろな治療プログラムが研究されてきて,現在では,外来での比較的短期の期間を設定した治療形態が最も治療効率が高いとみなされている[1,3,12]。最近では,入院治療の必要性について述べた文献はほとんどみられなくなっている[7]。外来でのあらかじめ期間が設定された治療プログラムでは,はじめに疾患や治療に関する詳細な説明をして患者に十分な理解をしてもらい,そこで同意が得られてから治療を開始する。治療の目的は,不安や不快感や強迫衝動を克服するための適切な方法を患者に身につけさせることであり,患者のセルフコントロールが重視される。治療では,患者がホームワークとして与えられた治療課題を積極的に実行できるかどうかが治療の成否のポイントとなっている。治療プログラムを最後までやり遂げた患者では,非常に高い改善率を示しているという報告が得られている[6,9]。
　一方,外来での比較的短期の期間が設定されたプログラムへ導入できない,あるいは,最後までやり遂げることができない患者も実際には多く存在すると思われる。しかし,近年の欧米の研究ではこうした患者に対する治療が軽視されている傾向がうかがわれる[7]。
　外来での上記のような治療プログラムは,診察にかける時間が少なくてすむ,治療スタッフが少なくてすむ,治療にかかる費用が少なくてすむ,などコストパフォーマンスが高いことが大きな利点であり,そのため欧米での主流の治療となっているといえる。しかし,この治療プログラムに参加できるためには,決まった時間に継続的に通院できることが必須である。重症の強迫性障害患者

表1 入院治療が必要であった主な理由

(1) 自宅が恐怖刺激に囲まれており，不安，不快感が強く，身動きできない
(2) 重症の症状が続いたため自立した生活ができなくなっている
(3) 家族が患者の強迫行為に強く巻き込まれている
(4) 遠方であり定期的で頻回の通院が困難である
(5) 治療スタッフの頻回の援助が必要（患者の自信欠如，依存性などのため）
(6) 強い抑うつの合併
(7) 診断確定と治療の方向性を決定するため

では，さまざまな理由で継続的な通院が不可能な患者が多い。欧米の外来治療の好成績は，こうした通院困難な患者のデータが含まれていないということができるであろう。

欧米の研究では，入院と外来を比較して外来の方がコストパフォーマンスが高いと報告しているものもあるが[11]，その比較自体が同じ条件に立っていないので意味がないものと思われる。本研究は，重症強迫性障害患者の入院治療について，肥前精神医療センターでの入院の理由，入院治療プログラムなどについて詳述し，「入院環境」の意義について検討を加える。

II 入院の必要性の理由

肥前精神医療センターは，重症の強迫性障害や強迫スペクトラム障害の患者に対して行動療法を中心とした入院治療を行っている数少ない治療機関のひとつである。その入院治療を行ったケースには，入院環境でないと治療が進められない場合や外来よりも入院の環境の方が治療を行いやすい場合などが多くみられた。

それらの入院治療が必要であった理由について，山本らは，1993年から1994年にかけて当院の診療録や主治医への聞き取り調査を行った[13]。その結果として，主な理由としては，表1のようなものがあげられた。

III 重症の強迫性障害の入院治療プログラム

当院では，このような重症の強迫性障害，あるいは強迫スペクトラム障害患者の治療を二十数年間，試行錯誤を繰り返しながら行い，より効果的な治療の

第4章 重症強迫性障害に対する行動療法の入院治療プログラム

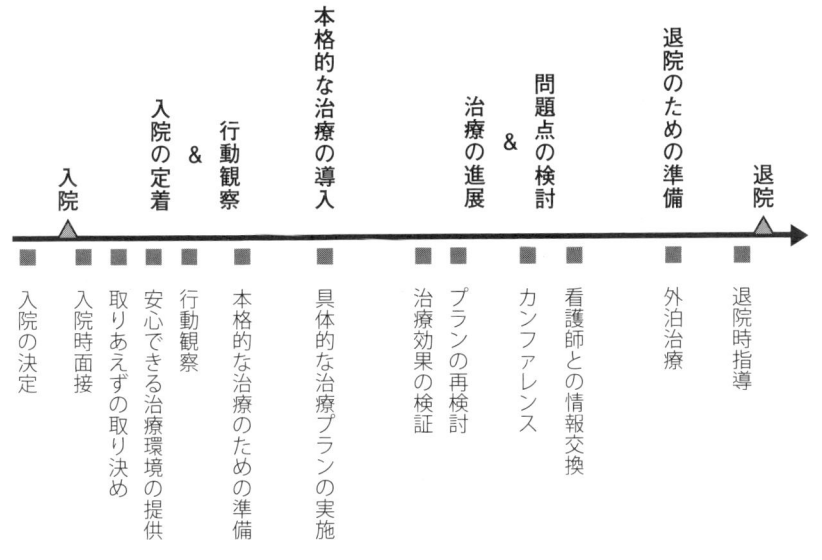

図1 入院治療の大きな流れ

（流れ図：入院 → 入院の定着＆行動観察 → 本格的な治療の導入 → 治療の進展＆問題点の検討 → 退院のための準備 → 退院）

各段階の項目：
- 入院の決定
- 入院時面接
- 安心できる治療環境の提供
- 取りあえずの取り決め
- 行動観察
- 本格的な治療のための準備
- 具体的な治療プランの実施
- プランの再検討
- 治療効果の検証
- カンファレンス
- 看護師との情報交換
- 外泊治療
- 退院時指導

進め方を模索してきた。

当院に入院する患者の中には，外来の時点で診断や合併診断について確定できない場合も少なくない。すなわち，入院した時点では，純粋な強迫性障害だけでなく，強迫症状をもつ別の疾患，強迫性障害であるが合併症の治療の方が優先されるケース，強迫性障害ではあるが曝露反応妨害法の適応にならないタイプ，なども含まれていることが明らかになった。その結果，第3章図2（p.44）のように，患者が曝露反応妨害法の適応かどうかを見極めていくことを念頭に置きながら入院治療を進めていくようになった。そうした治療の経験から曝露反応妨害法の適応となった場合の入院治療プログラムが確立されていった。その大きな流れを図1で示す。以下，そのプログラムの概略について述べる。

重症強迫性障害の曝露反応妨害法の入院治療プログラム

1）入院初期

入院初期は多くの場合，患者は不安が強くドロップアウトしやすい時期である。そのため，まずは患者が安心して病棟生活が送れるように，入院環境の設定を工夫する。例えば，①強迫症状の引き金になる刺激を少なくしてできるだけ強迫症状が出にくいように，患者に行動範囲を少なくしてなるべく自室で過

ごすように勧める，②患者がこれまで行ってきた強迫儀式行為をある程度容認する，③患者が看護師に「〜は大丈夫ですか」と保証を求めてきた際に，看護師は大丈夫と保証する，などがあげられる。それらによって，患者が病棟生活や治療スタッフに対して安心感をもてるようにする。そして，その後，患者との面接や行動観察などから患者が曝露反応妨害法の適応かどうかを見極めていく。曝露反応妨害法の適応と判断されたら，患者に不安階層表（ヒエラルキー）を作成してもらう。また，これから行っていく治療の対象を明確にしたり，治療法について詳細に説明して，曝露反応妨害法への導入の準備を行う。

2）入院中期

本格的な曝露反応妨害法へ導入していく時期である。入院患者では，はじめからセルフコントロールによる曝露反応妨害法を進めていくことが困難な患者が多く，たいていは，まずは治療者や看護師がモデリングをしたり，治療者が付き添って，その場で強く働きかけて患者に曝露反応妨害法の治療課題を行ってもらうことが多い。そして治療効果が得られたら，患者がひとりで治療課題を行うように促していく。すなわち，はじめは治療者主導の進め方をして，徐々に患者がセルフコントロールで治療ができるようにしていく。治療課題は，基本的にはヒエラルキーに基づいて計画的に決めていくが，患者の病棟生活の中で起こった出来事も参考にして，必要に応じて新たな治療課題を追加していくことも多い。

3）入院後期

退院のための準備を行う時期である。病棟では，退院したあとの生活を想定した治療課題を行う。また，病棟での治療効果が自宅の環境でも得られることを目的に外泊治療を行う。それが成功して患者が自信をもてば退院へと進めていく。

当院では，このような治療プログラムで治療を行った結果，約75％が軽快退院をしている[5]。こうした治療プログラムの具体例を示すために以下に症例を呈示する。

Ⅳ 症 例

【患者】23歳　男性

【主訴】まわりをほとんど不潔に感じて生活するのが苦しい。
【現病歴】
　中学2年（14歳）のころから地面や外のものに対して不潔に感じるようになり，手洗いを頻回にするようになったが生活にそれほど支障はきたしていなかった。高校生になり，父親との関係が悪くなったことを契機に，父親の触ったものや場所も汚く感じるようになり，それらを避けたり，手洗いを頻回にするようになった。高卒後，専門学校に入学したのち，不潔恐怖症状がさらに増悪し，不潔の不快感を軽減するために体や服に消毒液をつけるという儀式行為を行うようになった。また，父親と接しているということで，間接的に母親も汚れてしまったと考えて，母親が作る食事によって体の中も汚れたように感じたため，排便のあとに肛門にも消毒液をつけるという儀式行為も行うようになった。その後，父親が別居するが，父親が通ったかもしれない場所も避けるようになり行動範囲が著しく制限されるようになった。いくつかの病院を受診し薬物療法を行うが改善せず，当院を紹介されて初診となった。
【強迫症状の特徴】
　不潔恐怖のテーマとしては，父親に関するものと地面に関するものがあったが，最も強い恐怖の対象は別居している父親に関するものであった。母親も父親と会っているので不潔の対象になっており，母親が触ったものや通った場所も不潔に感じていた。不潔に感じたらすぐにその不快感を軽減するために手洗いをしたり，消毒液を体や肛門や服につけるという儀式行為をしていた。また，外出するときなどは予防的に消毒液を体につけて外出していた。患者はこのような行為がおかしいとは思っていたが，その場の不快感に絶えられずに即座に儀式行為をしてしまっていた。また，母親にも頻回に手洗いを強要するなど家族を著しく症状に巻き込んでいた。
【初診時の外来面接】
　患者は，自宅で不潔の対象に囲まれており，儀式行為をせずにがまんすることを自分で行うことはほとんどできなかった。患者は外来で治療をしていく自信がまったくなく，入院治療を強く希望した。また，家族を症状に著しく巻き込んでいること，自宅から病院が遠方であることなどもあり，入院治療の適応と考えられた。入院の予約をして，1週間後に当院神経症治療病棟に入院となった。
【入院治療経過】
　入院初期：まず，入院生活を定着できるように環境を設定した。消毒液を体

表2 症例における曝露反応妨害法の段階的な主な治療課題

(1) 病棟のドアノブに触り，手を洗わない
(2) 靴に触る，靴紐を結んで手を洗わない。
(3) 消毒液を体や服や肛門につける儀式行為を一切しない
(4) 自宅で汚いと思って触るのを避けていたもの（靴，特定のタオル，本，ネクタイなど）を母親に送ってもらい，それを触って，手洗いや消毒液の儀式をしない
(5) 父親からペン，タオル，父親の服を送ってもらい，それを触って，手洗いや消毒液の儀式をしない
(6) 両親と面会し，その際に不潔に感じても手洗いや消毒液の儀式をせずにすませる

中につける儀式行為については入院当初は容認した。しかし，大便のあとに肛門に消毒液をつける儀式行為については，他患者への影響が大きいため，他患者からみられないように工夫した。患者が大便に行くときに看護師に知らせて，看護師が患者の一連の儀式行為が終わるまで他患者が近くにこないように見張るようにした。このようにすることで患者ははじめの入院生活を安心して過ごすことができた。その間に治療者は，症状のメカニズム，治療の具体的な進め方を患者に説明して理解してもらい，ヒエラルキーを作成して，曝露反応妨害法の導入の準備を進めた。

入院中期：曝露反応妨害法を表2のような課題で段階的に進めていった。

その際の課題の決め方としては，患者の作成したヒエラルキー，早く治療すると生活がかなりしやすくなるもの，患者の予想外に起こった病棟内での出来事，などを参考にして決定していった。はじめは治療者がモデリングをしてみせたり，患者が治療者の前で実際に課題を行うように強く働きかけることで確実に課題ができるようにした。課題ができたら，患者がひとりの時間のときも同様に課題を実行するように促す，というように進めていった。

患者は，(1)から(3)までを入院2週間後までにできるようになり，消毒液の儀式を行わなくてもほとんど不安や不快感を感じなくてすむようになった。その後，特に(5)では一時的に不快感がかなり高まるがその後時間とともに不快感が減弱することを体験できて，入院約3カ月後には，(6)の両親との面会の治療課題ができるようになった。

入院後期：その後，これまで自宅で避けていたものに対する外泊治療での曝露反応妨害法を2回行い，自宅でもほとんど強迫症状を行わない生活ができるようになったため，入院6カ月後に退院となった。退院後，再び専門学校に通

学している。強迫症状はほとんど悪化せずにコントロールされている。

V 考 察

　当院の強迫性障害の入院治療プログラムについて，欧米でのあらかじめ期間が設定された外来治療プログラムと比較して大きく異なる観点を中心に考察を加える。

1．入院環境が必要である理由
　肥前精神医療センターでの調査では，入院環境が必要である主な理由には，表1のようなものがあげられていた。「自宅が恐怖刺激に囲まれており，不安，不快感が強く，身動きできない」「重症の症状が続いたため自立した生活ができなくなっている」「家族が患者の強迫行為に強く巻き込まれている」「強い抑うつの合併」は，主に症状が重症であるために，外来での治療が困難と判断されたものである。「遠方であり定期的で頻回の通院が困難である」は地理的な問題であり，この場合はもし患者が通院できる距離に住んでいれば外来での治療が十分可能であったと考えられる。しかし，日本で行動療法が行える治療機関は少ないために遠方からの治療の希望は多い。

　また，「治療スタッフの頻回の援助が必要（患者の自信欠如，依存性などのため）」は元来の患者のパーソナリティに基づくものもあるし，症状が長期に続いたために極端に自信をなくしてしまったことによるものもあるといえる。このような場合は患者自身が強く入院治療を希望しているケースが多い。日本と欧米を比較した場合，日本人の方が治療者に対する依存心が強く，入院に対する敷居が低い印象がある。その理由として，国民皆保険制度などにより欧米と比べて入院費がそれほど高くないこともその一因として考えられるであろう。

　また，「診断確定と治療の方向性を決定するため」は，重症の患者の場合，外来のみでは診断や治療の方向性が決定できないことが多いことを示している。純粋な強迫性障害なのか，強迫症状をもった他の精神疾患なのか，合併する精神疾患をもつ強迫性障害なのか，曝露反応妨害法の適応にならないタイプの強迫性障害なのか，などの鑑別は，入院生活における患者の行動観察や治療への反応性など，入院環境を用いないと明らかにできない場合も少なくない。

2．入院初期の環境設定の重要性

　曝露反応妨害法の適応であると判断されても，入院治療が必要なレベルの重症患者では，すぐに曝露反応妨害法を進めていくことは困難であることが多い。曝露反応妨害法は，患者がこれまで避けてきたことに直面したり，習慣化されてしまっている強迫行為をやめていく治療法であるが，治療を行う準備段階のときに精神的に著しく不安定な状態であれば，治療はうまくいかず容易にドロップアウトしやすいことが考えられる。したがって，曝露反応妨害法へ導入していくための第一歩としては，患者がいったん安心して落ち着けるような入院環境を工夫することが必要となる。

　当院の入院治療プログラムでは，特に初期の環境設定を重視している。①強迫症状の引き金になる刺激を少なくしてできるだけ強迫症状が出にくいように，患者に行動範囲を少なくしてなるべく自室で過ごすように勧める，②患者がこれまで行ってきた強迫儀式行為をある程度容認する，③患者が看護師に「～は大丈夫ですか」と保証を求めてきた際に，看護師は大丈夫と保証する，などが代表的な例としてあげられるが，それらを行うことによって，患者はいったん安定した精神状態を得ることができ，次の曝露反応妨害法への導入が行いやすくなる。強迫行為を容認することは曝露反応妨害法の方向性と相反するものではあるが，まず，安心して入院生活が送れるためにはやむを得ないものと考えられる。ここが，欧米の治療に対する考え方と大きく異なる点といえる。

3．治療者主導の治療から患者のセルフコントロールによる治療への展開

　曝露反応妨害法の治療は患者が自らの症状のメカニズムと治療の意味を理解して，患者自らが積極的にこれまで避けてきた恐怖の対象に直面し，同時に強迫行為をせずにすませることを行うことが理想的である[2]。しかし，重症な患者の場合は，はじめのうちはかなり治療者が強い後押しをしないと患者は治療行為を行うことが困難である。そのような患者は入院環境の中で，治療者や看護師の頻回の関わりが必要となる。そして，治療効果が出て患者がいくらかでも自信を得るようになると患者のセルフコントロールによる治療へと進めていけるようになる。患者のセルフコントロールへ進めていく展開にするためには，治療者主導の曝露反応妨害法の治療の中で，患者に成功体験を得させることが不可欠となる。そのために，治療者は課題の選択や治療の進め方を工夫する必要がある。

VI おわりに

　強迫性障害の行動療法の進め方は，コストパフォーマンスの重要性が叫ばれている近年では，外来の比較的短期の期間が限定されたプログラムが主流となっており，入院治療は軽視されている傾向にある．しかし，外来治療に導入することが困難であったり，外来治療での効果が期待できない重症患者は少なくない．そうした患者を治療していくには，「入院環境」が不可欠である．何でも欧米の影響を受けるのではなく，そうした「入院環境」の設定の意義を再考する必要があるのではないかと思われる．

参考文献
1) Abramowitz JS, Foa EB, Franklin ME (2003) Exposure and ritual prevention for obsessive-compulsive disorder; Effects of intensive versus twice-weekly sessions. J Consult Clin Psychol 71(2); 394-398.
2) Emmelkamp PMG, Kraanen J (1977) Therapist controlled exposure in vivo versus self-controlled exposure in vivo; A comparison with obsessive-compulsive patients. Behav Res Ther 15; 491-495.
3) Emmelkamp PMG (1992) Anxiety Disorders; A Practitioner's Guide. New York: Wiley.
4) Greist JH (1992) An integrated approach to treatment of obsessive compulsive disorder. J Clin Psychiatry 53; 38-41.
5) 飯倉康郎, 後藤晶子, 山本ゆかり, 他 (1999) 強迫神経症の行動療法の総合研究 (2). メンタルヘルス岡本記念財団研究助成報告集, (11); 7-11.
6) Lindsay M, Crino R, Andrews G (1997) Controlled trial of exposure and response prevention in obsessive-compulsive disorder. Br J Psychiatry 171; 135-139.
7) Megans J, Vandereycken W (1988) Hospitalization of obsessive-compulsive patients: The "forgotten" factor in the behavior therapy literature. Comprehensive Psychiatry 30(2); 161-169.
8) Meyer V, Levy R, Schnurer A (1974) The behavioral treatment of obsessive-compulsive disorder. In Beech HR (ed.) Obsessional States. London: Methuen.
9) Steketee G (1990) Obsessive-compulsive disorder. In Bellack AS, Hersen M, Kazdin AE (ed.) International Handbook of Behavior Modification and Therapy. 2nd edition. New York: Plenum.
10) The Expert Consensus for obsessive-compulsive disorder (1997) Treatment of obsessive-compulsive disorder. J Clin Psychiatry 58 suppl.4; 2-72.
11) Van den Hout M, Emmelkamp P, Kraaykamp H et al. (1988) Behavioral treatment of obsessive-compulsives; Inpatient vs outpatient. Behav Res Ther 26(4); 331-332.
12) Van Noppen BL, Pato MT, Marsland R et al. (1998) A time-limited behavioral group for treatment of obsessive-compulsive disorder. J Psychother Pract Res 7(4); 272-280.
13) 山本理真子, 飯倉康郎, 宮川明美 (2006) 強迫症状を主訴として入院した患者の入院理由と治療内容および治療効果とその後の受療状況に関する調査. 精神医学, 48(4); 391-398.

第5章

外来における強迫性障害の
行動療法の概略と実際

　本章では，強迫性障害（OCD）に対する外来での行動療法について，曝露反応妨害法の治療の進め方を中心に述べる。項目としては，強迫症状を主訴として外来を初診した患者の診断・評価，外来と入院の治療環境の違い，期間が限定された曝露反応妨害法の治療プログラムの代表例，日本での精神科外来における（標準的な）行動療法の進め方，などについて図，表やモデル症例を用いながらできるだけわかりやすく記述することを心がけた。

I　強迫症状を主訴として初診した患者の診断・評価

　強迫症状を主訴として精神科外来を患者が初診した場合でも，診断は強迫性障害とは限らないことを理解しておくことは大切である[7]。第3章の図2（p.44）は，診断の過程を簡略化したものであるが，病歴聴取や行動分析による初期評価によって，純粋な強迫性障害，強迫症状をもつ別の精神疾患，強迫性障害と別の複数の精神疾患との合併，などの診断に分けられる。さらに，診断が強迫性障害であっても曝露反応妨害法の適応になる場合とそうでない場合があることも理解しておくべきである。これらの診断は，初期に確定されるのが理想的であるが，複雑なケースでは，とりあえず治療的介入を開始してその反応も参考にしながら確定されていくことも少なくない。

II　外来と入院の治療環境の違いについて

　行動療法を行う治療環境には，外来と入院があるが，それぞれのメリットやデメリットを理解しておくと治療を組み立てていく際の参考になる[6,19]。その

第5章　外来における強迫性障害の行動療法の概略と実際　69

表1　外来と入院の治療環境の比較

	外　来	入　院
家庭生活や仕事や学校	治療のために中断しなくてすむことが多い。	いったん中断しないといけない。
家族を強迫症状に巻き込んでいる場合	外来で治療を行うには，患者自身が治療に主体的になることが不可欠である。家族が共同治療者になる方法はあるが，うまくいかないことが多い。	入院していったん家族と離れることに重要な意味があることが多い。
強迫症状によって支障をきたしている日常生活行為の治療	ホームワーク主体なので，患者自身が主体的，積極的になることが不可欠。自力で生活できないほど重症の場合は外来で治療することは困難である。	日常生活場面での治療が行えるので，治療者や看護師の介入がしやすい。しかし，段階的にレベルアップしないと，スタッフに依存的になって治療が停滞する危険性もある。
治療課題のフィードバックと強化	多くの場合，次の外来診察まで待たないといけない。電話，ファックス，e-mailを用いる方法もある。	即時に治療者や看護師がフィードバックして強化することができる。
行動療法を行うことができる治療機関	少なくはない。徐々に増えている。	少ない。
治療にかけられる時間	長い時間がかけられる治療機関は多くない。	治療スタッフの介入も含めると，ある程度長い時間がかけられる。

両者の比較を表1に示す。

　行動療法の入院治療が行える治療機関が少ないこともあり，入院治療が望ましいと考えられるケースでも外来で治療を行わざるを得ないことが多い。外来治療ではセルフコントロールによる曝露反応妨害法のホームワークが中心となるため，患者が治療の意味を十分に理解していることが不可欠になる。しかし，外来にあまり長い時間をかけられない治療機関がほとんどであり，いかにして効率よく患者の理解を深めるかには工夫を要する。これは後半の部分で述べたい。

　また，患者が家族と同居していて，家族を強迫症状に巻き込んでいるケースでは，外来治療を軌道に乗せるまでに長い期間を要することが多い。その場合，治療者は，決して強制的ではなく，患者自身が治療へ主体的になるように導い

ていくような面接を試みることになるが、うまくいかない場合には入院治療の検討も必要となる。その場合でも強制的ではなく、患者自身に決断してもらうことが大切である。

Ⅲ 外来における曝露反応妨害法の治療プログラム

　欧米での強迫性障害の行動療法は、無作為割付比較試験（以下RCT）による臨床研究とともに発展してきたといっても過言ではない[17]。その結果、現在欧米では、ある程度期間が設定された外来治療プログラムが主流になっている[4,11,15]。これは、（施設によって程度の差はあるが）セッションの数や時間や治療内容があらかじめ設定されている治療形態である。治療の自由度は低いが、タイムリミットがあり、治療費も高いため、患者も集中的に治療を行いやすく、治療効率がよいことが利点である。治療の目標は、治療期間中に100パーセント強迫症状が消失させることではなく、患者自身が治療の方法を覚えてその効果を実体験することにより、治療終結時には患者が自分で症状をコントロールできるようになることである。これは非常にシステム化された治療プログラムといえる。欧米では行動療法の治療者の多くは臨床心理士であり、しかも、保険診療ができるという点が日本の医療制度と異なっている。

　日本で現在行われている標準的な外来行動療法は、こうした欧米の臨床研究から得られた結果が基礎になっている。第3章では、代表的な治療プログラムとして、Foaらによる約1カ月間の外来集中治療プログラムと、日本で数少ないRCT研究である九州大学病院精神科の12セッションの外来治療プログラムを紹介した。その2つのプログラムと比較しながら以下を読んでもらうとその違いが理解しやすいのではないかと思われる。

1. 日本での（標準的な）精神科外来における行動療法

　日本でも、九州大学病院精神科のように、あらかじめ期間が設定された治療プログラムを行っている治療機関もあるが、多くの精神科外来は薬物療法を併用した緩やかな枠組みの治療形態で行われている。第3章で述べた2つの外来プログラムと異なり、制約が少なく患者の状態に応じて柔軟な対応がしやすいというメリットはある。しかし、現実問題として、ひとりの診察に長い時間を割くことができない治療機関が多く、効率を重視した治療の進め方を工夫せざ

るを得ない。

ここでは，（複数の患者を参考にして作成した）モデル症例の外来治療経過を呈示し，日本の標準的な精神科外来で曝露反応妨害法を中心とした行動療法を行う際のポイントや留意点について述べたいと思う。

2．モデル症例

【患者】45歳　男性　会社員

【主訴】自分の便の汚れが気になる。バイクの運転中，人に危害を加えていないか気になる。

【生活歴ならびに現病歴】

幼少期から大学にかけて友人も多く楽しく過ごした。大卒後，会社に就職し，26歳で結婚して2子をもうけた。そのころまでは仕事でも家庭でもまったく症状はなかった。X−1年頃から自分の便に対して過敏になり，自宅で大便をしたあとに何度も紙でふかないと気がすまなくなった。その後，ふく回数が増えたのでウォシュレットを設置しそれを必ず使用しないと気がすまなくなった。それだけでも安心できなくなり，大便のあとシャワーを浴びて石鹸で洗わないと気がすまなくなった。出勤までの準備に長時間かかるようになり，また，会社で大便をしないように朝食と昼食を抜くようになった。さらに，通勤中のバイクの運転のときに，人や車や自転車に当たったのではないかと気になって引き返して確認する症状も出現し，その頻度が増加した。これらの症状は，生活に著しく支障をきたし，いらいらも強くなったので知人に勧められてX年にA病院を初診した。

【初診時現症】

年齢相応の身なりがきちんとした会社員。話にまとまりがあるが，やや気負った態度で表情は硬かった。強迫症状に関しては，「ばかばかしいとは思うが，せざるを得ない，負けてしまっている」と話していた。

【治療経過】

初診時，病歴を聴取したあとに，治療者は患者を強迫性障害と診断し，強迫症状のしくみについて説明した。その際，Yale-Brown Obsessive-Compulsive Scale（以下Y-BOCS）を用いて患者の具体的な強迫観念と強迫行為の内容をあげてもらい，程度を評価したところ28点であった。さらに，行動療法について簡潔に説明し，治療をがんばれば必ず治ると強調した。それに対して，患

者は理解を示し，治療への積極的な意志を示した。治療者は，セロトニン再取り込み阻害薬を行動療法と同時に用いると特に治療初期の効果が増すという研究結果が出ていることを説明し，fluvoxamine 50mg を処方した。また，強迫性障害や行動療法に関する基本的な知識を提供するために筆者著の『強迫性障害の治療ガイド』[5] を次回までに読んでもらうことを治療課題とした。はじめは2週間ごとの外来通院とした。

　第2セッションで患者は「かなり気分が楽になった。自分で朝の準備の時間を短くするようにしてみたら約半分になった」と述べた。患者は，積極的に治療をしていきたいと希望した。まず，診察室でできる治療として，腰を浮かさずに椅子に深く座りお尻をしっかり椅子につけることを実践してもらった。はじめ，患者は「とても気持ち悪い」と述べていたが，時間とともに不快感が下がり，10分後には「だいぶ落ち着きました」と述べた。そこで，自宅や会社でも椅子に座るときは，しっかり深く座るという治療課題を出した。さらに，大便後のシャワーをやめる，昼食を食べるという曝露反応妨害法の治療課題も出した。また，バイクを運転している際に不安になったときの状況，そのとき考えたこと，その後行ったことについてのセルフモニタリングを記録してもらうホームワークも出した。薬物は，副作用がほとんどなかったため，fluvoxamine を 100mg に増量した。

　第3セッションで，患者は，「治療課題がすべてできて気分がゆったりするようになった」と述べた。Y-BOCS も 15 点に下がっていた。バイクのセルフモニタリングでは，何かにぶつかったかもしれないと考えたときに必ず戻って確認していた。治療者は，「本当にぶつかったのなら必ずわかる。ぶつかったかもしれないという考えが起こったときこそが，重要な"治療場面"であり，そのときに放っておいて次の行動に移って時間とともに不安が下がる体験をすることが大切である」ことを強調した。それをそのセッションのホームワークとしたが，セルフモニタリングを書く際に，気になっても放っておけたら「○」（すなわち成功体験），確認してしまったら「×」と追加して記録してもらうようにした。Fluvoxamine は 150mg に増量した。

　第4セッションでは，表2に示すように，「人や車に当たったかもしれない」という考えが起こっても戻って確認せずに時間とともに不安が下がるという曝露反応妨害法の成功体験が数回得られた。治療者は，患者が勇気をもって実行できたことを褒め，その成功体験の割合を増やしていきましょうと伝えた。ま

表2 バイクの運転中に不安が起こったときのセルフモニタリングの例

日　時	気になることが起こった状況	そのときどう考えたか	その後どうしたか不安はどうなったか	治療の成否「○」or「×」
5月11日朝	バイクで会社に向かう途中，自転車の中学生を追い越した。	ぶつかったかもしれないと考えた。	気になって引き返し，何も起こっていないことを確認した。不安は下がった。	×
5月13日朝	バイクで会社に向かう途中，自転車の中学生を追い越した。	ぶつかったかもしれないと考えた。	この前はここで負けてしまったことを思い出し，確認せずに振り切ってそのまま会社に行った。その場を離れるときは不安が強かったが時間とともに軽くなった。	○
5月14日夕方	会社からバイクで帰宅途中に通行人を追い越した。	ぶつかったかもしれないと考えた。	「ここが治療場面だ」と気合を入れて，引き返さずにそのまま自宅に帰った。はじめは不安が強かったが，自宅に着いたときにはほとんど不安は下がっていた。	○

た，不潔恐怖症状の治療課題としては，ウォシュレットを使わないという新たな治療課題を出した。その際，患者は「なぜウォシュレットを使ったらいけないんですか？」と質問した。治療者は，「使うか使わないかはあなたの自由ですが，今のあなたはウォシュレットを必ず使わないといけないところが不自由です。もしウォシュレットがなくてもすませられるようになると，（ウォシュレットがあるかどうか気にせずに）気楽に好きなところへ行けたり，（大便をどこのトイレでもできるので）いつでも好きなだけ食べたり飲んだりできるようになると思います」と説明すると患者は納得した。

　第6セッションでは，ほとんどウォシュレットを使わずにすむようになり，ウォシュレットがないところへも自信をもって行くことができるようになった。また，バイク運転中の確認行為もほとんどなくなり，家庭や職場でもほとんど生活に支障がなくなった。Y-BOCSも9点に下がった。そのため，セッション間隔を広げていった。初診から3カ月後より，fluvoxamineを漸減し，4カ月間で中止したが，症状の再燃がなかったため，さらに2カ月後，患者の希望もあり治療をいったん終結した。Y-BOCSは2点であった。

表3　モデル症例における行動療法と薬物療法

セッション	行動療法		薬物療法	Y-BOCS
1	症状評価，治療法の説明と動機づけ，「治療ガイド」		FLV50	28
2（2W）	主なERPの治療課題　〈不潔恐怖〉・椅子に深く座る・大便後のシャワーをやめる・昼食を食べる，など	〈加害恐怖〉人や車とすれ違った時のセルフモニタリング	FLV100	
3（1M）		ぶつかったかもしれないと気になっても放っておいて次に進む	FLV150	15
4（6W）	ウォシュレットを使わない	患者自らこれまで避けてきた対象のERPを積極的に行う		
……6（3M）			FLV100	9
……8（5M）			FLV50	
……10（7M）			Drug free	
……12（9M）	一旦終結			2
……13（20M）	再開		FLV100	

FLV: fluvoxamine

　治療終結後，1年ほどして職場の異動によるストレスを契機に強迫症状が再燃した。以前のように自分で行動療法を行う意欲がわかなかったため，fluvoxamine 100mgを再開したところ，2週間ほどで意欲を取り戻し，再びセルフコントロールによる行動療法が可能になり安定した。本症例の外来での行動療法と薬物療法の流れとY-BOCSの推移をまとめると表3のようになる。

3．外来での行動療法のポイントと留意点
1）診察時間の使い方
　ほとんどの外来医は患者ひとりにかけられる時間が限られているのが現状である。しかし，行動療法を行うのであれば，少なくとも初診や治療初期には症

状評価や治療方法の説明や治療への動機づけのための時間をなんとか捻出することが望ましい。症例のように比較的生活の障害が少なく，理解のよい患者であれば，導入さえうまくいけば以後は効率よく治療が進むことが多い。また，患者が疾患や治療法の理解を手助けするようなガイドブック[5]やハンドアウト[8]の活用も試みる価値がある。

2）薬物療法との併用

欧米のあらかじめセッション数や治療期間が設定されている治療プログラムでは行動療法単独で（主に臨床心理士が）行うことが多い。一方，日本の一般的な精神科診療では，患者が薬物療法を拒否しなければ，行動療法とセロトニン再取り込み阻害薬（SRI）を中心とした薬物療法を併用して行うことが多い。これは，できるだけ短期間で効率よく症状を軽減して患者の苦痛を減らすことが主な目的である。これまでのRCT研究によると，薬物の併用は特に治療初期の効果を増すが最終的には行動療法単独の場合と治療効果は変わらないと報告されている[1,4,12]。したがって，理想的にはモデル症例のように十分な治療効果が得られたのちに薬物を漸減中止して治療終結していくことが望ましい[18]。しかし，薬物が減量できない重症例や，薬物の減量や中止を希望しない患者も少なくない。その場合は，副作用をチェックしながら長期に薬物療法を継続することになる。

また，症例のようにいったん治療終結したケースでも，ストレスを契機に強迫症状が再燃し，抑うつや強い不安のために行動療法をすぐに再開しにくいことがある。その際，以前用いたことのある薬物服用の再開が有効であることも多い。

3）診察室や病院の敷地内での曝露反応妨害法

外来であっても，可能であれば診察室や病院の敷地での曝露反応妨害法は行う価値がある。その場で具体的な治療行為を行い，治療効果を実感できれば，自宅でのセルフコントロールによる曝露反応妨害法も行いやすくなることが期待できる。治療の行い方としては，治療者がサポートしながら患者に不潔の対象に直面してもらったり，苦手な場所を確認せずに通ってもらったりすることなどがあげられる。モデル症例では，腰を浮かさずに椅子に深く座りお尻をしっかり椅子につける治療の場面がそれにあたる。このような治療者付き添いの治療によって患者がhabituationの成功体験を得ることができれば，以後の治療が進みやすくなる。

さらに，次のステップでは，治療者が診察室に残った状態で，患者のみ外に出てひとりで治療課題を実践してもらい，その後診察室で結果のフィードバックをするという方法も行う価値がある。

4）患者のセルフコントロールによる曝露反応妨害法とホームワーク

外来での治療の場のほとんどは自宅や職場や学校の日常生活の中にあり，その生活の中で，患者がセルフコントロールによる曝露反応妨害法を行えるかどうかが治療の成否の鍵を握っている。治療の進め方としては，ホームワークの治療課題をヒエラルキーを参考に設定し，できそうなものから始めて，徐々にレベルアップしていくやり方がオーソドックスである。その際，患者が治療の意味をよく理解していないと十分な治療効果は得られない。モデル症例では，患者が"ウォシュレット"の治療課題についての質問をしているが，このようなやりとりは，治療に関しての理解を深める点で非常に意義がある。患者が治療者にわからないことを気楽に質問できるような面接の雰囲気は大切である。また，外来では，次の診察のときに必ずホームワークのフィードバックをすべきである。それによって，患者がどのような治療的体験をしたのかがわかると同時に，患者にホームワークの重要性を強く認識させることができる。

日常生活の中でどのようなときが"治療場面"なのかを患者が即座に認識できるようになるとさらに治療は進みやすくなる[10]。それを手助けする手段としてセルフモニタリングがある。理想的には，モデル症例のように，不安になった状況，そのとき考えたこと，その後行ったこと，治療の成否，などを記録してもらう方法が効果的と思われるが，患者の能力や性格傾向などを考慮して，患者に合ったやり方を工夫することも必要である。

5）今何ができるかという観点

実際の臨床では，強迫症状のためにほとんど自力で生活できないような重症患者や治療への動機づけがなかなか得られない患者など，容易に曝露反応妨害法に導入できない患者も外来で診ざるを得ないことが多い。その場合は，曝露反応妨害法にこだわらずに，いくらかでも患者の苦痛を緩和できるような手段はないかという観点が大切である。その際も，治療者は，「どのようになりたいか」，「どのようなことならできそうか」などを患者に尋ねることで，患者が治療に対して主体的になるように導くことを心がけることが肝要と思われる。

Ⅳ おわりに

　外来の行動療法の実際を限られた字数で十分に説明するのは困難である。本章では，比較的生活の障害が少ない強迫性障害を，あまり長い時間を割けない外来医が行動療法を用いて治療することを念頭にして述べてみた。これから行動療法をやってみようと思う外来医がいくらかでも増えてほしいと願っている。

参考文献

1) Cottraux J, Mollard E, Marks, I (1993) Exposure therapy, fluvoxamine, or combination treatment in obsessive-compulsive disorder: One-year follow up. Psychiatry Research 49; 63-75.
2) Foa EB, Wilson R (1991) Stop Obsessing; How to Overcome Your Obsessions and Compulsions. New York: Bantam.
3) Foa EB (1993) Therapist Procedures for OCN Study (Unpublished).
4) Foa EB, Liebowitz MR, Kozak MJ et al. (2005) Randomized, placebo-controlled trial of exposure and ritual prevention, clomipramine, and their combination in the treatment of obsessive-compulsive disorder. Am J Psychiatry 162(1); 151-161.
5) 飯倉康郎 (1999) 強迫性障害の治療ガイド．二瓶社．
6) 飯倉康郎 (2005) 強迫性障害の入院治療．In 飯倉康郎 (編著) 強迫性障害の行動療法．金剛出版，pp132-175.
7) 飯倉康郎 (2004) 強迫症状の治療と認知－行動療法の活用．精神療法，30(6); 613-622.
8) 飯倉康郎，松岡洋夫 (2005) 強迫性障害に対する行動療法の実際．明治製菓．
9) 飯倉康郎 (2009) 強迫性障害臨床における行動療法と薬物治療の"連動（れんどう）"．精神療法，35(5); 584-591.
10) 飯倉康郎 (2009) 曝露反応妨害法の治療場面について．精神科臨床サービス，9(4); 521-525.
11) March JS (1998) OCD in Children and Adolescents; A Cognitive -Behavioral Treatment Manual. New York: Guilford.
12) Marks IM, Lelliott P, Basoglu M, et al. (1988) Clomipramine, Self-exposure and Therapist-aided Exposure for Obsessive-Compulsive Rituals. Brit J Psychiat 152; 522-534.
13) Nakagawa A, Isomura K (2004) Randomized controlled trial (RCT) of Japanese patients with OCD; The effectiveness of behavior therapy and SSRI. World Congress of Behavioral and Cognitive Therapies 2004, Abstract; 90.
14) Nakatani E, Nakagawa A, Nakao T, et al. (2005) A randomized controlled trial of Japanese patients with obsessive-compulsive disorder; Effectiveness of behavior therapy and fluvoxamine. Psychotherapy and psychosomatics, 74(5); 269-276.
15) Obsessive-Compulsive Foundation ホームページより：OCD treatment programs.
16) 實松寛晋 (2009) 強迫性障害の行動療法と薬物療法のRCT効果研究．精神療法，35(6);

729-737.
17) Steketee G (1990) Obsessive-compulsive disorder. In Bellack AS, Hersen M, Kazdin AE (ed.) International Handbook of Behavior Modification and Therapy. 2nd edition. New York: Plenum.
18) 山上敏子 (2000) 強迫性障害の行動療法. In OCD 研究会 (編) 強迫性障害の研究Ⅰ. 星和書店, pp83-95.
19) 山本理真子, 飯倉康郎, 宮川明美 (2006) 強迫症状を主訴として入院した患者の入院理由と治療内容および治療効果とその後の受療状況に関する調査. 精神医学, 48(4); 391-398.

第6章

行動療法を行っている治療機関における 強迫性障害の"治療終結"について

I はじめに

　強迫性障害に対して曝露反応妨害法を中心とした行動療法は第一選択の精神療法として確立されている[4,16]。しかし，日本の精神科臨床で行動療法を行うことができる精神科医はそれほど多くはない。また，行動療法による入院治療ができる治療機関はさらに少ない。本稿では，このような日本の行動療法の現状の中で，行動療法を行う治療機関（便宜上，以下"専門機関"と称する）における強迫性障害の治療の終結について考えていきたいと思う。

　方法としては，九州大学病院精神科，肥前精神医療センター，川崎医科大学精神科，奥村病院などの行動療法グループに属する精神科医がどのように行動療法を行ってきたかを調査し，それらを参考にして，治療終結のパターンを分類，整理することを試みた。

　本稿では，強迫性障害の治療に関して，①行動療法専門機関における治療終結のしかたの代表例として3症例の呈示，②行動療法の治療形態による治療終結のパターンの分類と分析，③治療終結に関わる要因，というような順序で論を進めていくこととした。

II 症例

1．症例1

【患者】53歳　男性　元公務員
【主訴】確認しないと気がすまない。そのため外出できない。
【家族状況】妻との2人暮らし。

【生活歴・現病歴】

元来几帳面な性格。高卒後，公務員になったが，細かいことをあまり考えなくてよい部署であったので30年以上特に大きな問題もなく安定していた。X－7年頃，仕事がデスクワークに変更となった。そのころから，書類や新聞等の同じところを何度も見る，糸くずがついていないかどうか下着を何回も確かめる，などの確認行為が出現した。しかし，他人がいるところでは症状を出さずにがまんできていた。X－4年に，職員の素行などをチェックする仕事に変わり，気になるものを何回も見てしまう確認行為が増悪したが，他人がいる時には症状を出さずにがまんしていた。その後，患者は苦痛に耐えられなくなり，X－1年，自らの希望で退職した。しかし，家にずっといるようになるとますます強迫症状が増悪した。家の中のものを何度も確かめてじっと見る動作を繰り返す，鍵やコンセントなどの確認，下着の着脱の繰り返し，糸くずがついていないかどうかの確認，などの時間が長くなった。また，外出した時，自分が陳列ケースや商品を壊したりしたのではないかと気になり何度もそれを確認しに戻るという行為も出現した。そのため，外出を極力避けるようになったが，家での確認行為も抑えられないために，いらいら焦燥感が著しく強くなった。患者はいくつかの病院を受診して入院を強く希望したため，A病院を紹介され，X年Y月入院となった。

【入院後治療経過】

約1週間は，曝露反応妨害法（ERP）の準備のために費やした。病棟内で気になるものを患者に記録してもらったり，治療の意味や具体的な方法について説明した。それによって，患者の治療に関する理解が深まったと判断したため，ERPへ導入することになった。

患者の気になる対象のヒエラルキーはほぼ同じレベルのSUD（主観的不安評価尺度）であったため，病棟内で治療しやすい対象から開始することにした。まず，診察室の中で，患者が割ってしまうのではないかと気にしていた鏡を触る治療（曝露法）を試みた。はじめ患者は気持ち悪いと躊躇していたが，治療者が何度も促したところ，恐る恐る指の先で鏡を触った。それに対して治療者は，「しっかりべたっと長時間触るように」とモデリングしながら指導して実行してもらった。患者は，はじめは「気持ち悪いです」と述べていたが，時間とともに「気持ち悪さが減りました」と述べることができた。次に，同じことを再度してもらうと，はじめからあまり不安を感じずに行うことができた。そ

れに対して治療者は,「思い切ってやってみたら不安にならずにすむようになりましたね」とフィードバックした。

次に,洗面台の洗剤の位置が気になるというため,その洗剤をあえて端の方の落ちやすいところに移動してもらい(曝露法),確認せずにその場を離れてもらう(反応妨害法)という課題を行ってもらった。患者は初め,「気持ち悪いです」と述べたが,時間の経過とともに,患者は気持ち悪さが軽くなったと述べた。このように,治療者がサポートしながら患者にERPを実施してもらい,患者がhabituationの成功体験を実感できるようにした。

以降のセッションでは患者に,病棟での日常生活で確認行為をしたくなる状況とその理由について尋ねながらERPの治療課題を設定していった。その代表的なものは,①トイレでペーパーを使うときに切れ端を確認せずに流し,すぐにトイレから出る,②何かついているか確認せずに一気に服を着替える,③外を散歩する時に,何か気になっても立ち止まって確認せずに,放っておいて先に進んでいく,などであった。ERPの進め方としては,(1)治療者と一緒に行う,(2)看護師と一緒に行う,(3)完全に患者がひとりで行う,というようにレベルアップしていった。

患者は治療に積極的に取り組み,約1カ月間で病棟や病院周辺では,強迫症状によって生活に支障をきたすことがほとんどなくなった。

その後,自宅でも患者ひとりで確認行為をせずに日常生活ができるように,外泊治療を開始した。自宅におけるERPの治療課題をこなし,外泊中に就職活動も行った。患者本人も「自信がついた」と述べたため,入院後約3カ月で退院となった。

退院後,患者はすぐに就職することができ,外来通院へと切り替えた。なお,薬物は,clomipramineを入院後より漸増し,退院まで175mgを維持したが,外来になってから漸減中止した。通院間隔も徐々に広げていき,強迫症状の再燃もなく充実した日常生活や社会生活が送られていたため,患者自らの希望により,退院後6カ月で治療終結となった。

2. 症例2

【患者】 14歳　男性　中学生

【主訴】 学校に行けない。学校に行くと頭が痛くなる。人に危害を加えるのではないかと心配でたまらない。

【生活歴・現病歴】

出生，その後の発達に大きな問題はなかった。保育園のころから，ひとりで遊ぶことが好きだった。運動は苦手でおとなしかったが，友人は数人いた。手先は器用で絵をよく描いていた。中学に入っても学校はあまり楽しくなかった。

中2の2学期に殺人事件の夢を見た。それ以来，自分が何か人に危害を加えるのではないかという考えが起こるようになり，自分の部屋から出るのが恐いことが多くなった。刃物を使って人に危害を加えるのではないかという考えが特に強くなり，刃物を見ることを避けるようになった。恐ろしい考えが頭に浮かぶと，それをノートに書いて親に見せて，親から「絶対大丈夫」と保証してもらうようになった。さらに，すれ違う人にぶつかって怪我をさせるのではないか，勝手に万引きしてしまうのではないか，などの考えも強くなり，学校にまったく行けなくなった。近医で薬物療法を開始し（fluvoxamine 150mg, zolpidem 10mg, etizolam 0.5mg），強迫観念と不安はやや軽減した。しかし，登校できない状態が続いたため，行動療法のアドバイスを受けたいという目的で，X年3月，B病院を初診した。薬物療法は地元の病院で継続し，行動療法のみB病院で行うことになった。病院が自宅から遠方のため，月1回の受診となった。

【外来治療経過】

初診時に，治療者は患者に「恐れていることを本当にしてしまう確率はどのくらい？」と尋ねると，患者は「ないと思います」と答えた。治療者は病名が強迫性障害であることを患者に伝え，「本当は恐れる必要がないことを恐れて，する必要がない確認をしなければならなくなって自由に生活ができなくなる病気」であると説明した。筆者著の『強迫性障害の治療ガイド』を購入してもらい，それを読んで症状の特徴や治療の方法をよく理解するようにと伝えた。また，「学校を休むと，人に危害を加えたかもしれないという考えが起こりにくくなるのでその場では楽であるが，避けることによって嫌なイメージがさらに強くなる」という悪循環について説明した。さらに，「学校で人とすれ違ったり，何かしてしまったんじゃないかという考えが起こったときに，そこを放っておいて次の行動に移ることができれば必ず時間とともに不安が下がる。まさにそれが治療である」と説明し，次回までの治療課題は「必ず学校へ行くこと」とした。

4月の診察では，何とか学校には休まず行けているが，時々苦しいときは保

健室に行っていると患者は述べた。すれ違ったとき危害を加えたのではないかと気になって時々確認するが，確認せずにすませられることもあった。治療者は患者によくがんばっていることを褒めた。6月になると，保健室で休むことが減ってきた。症状のためまったく見れなくなっていたテレビも，お笑い番組やクイズ番組は楽しめるようになった。8月には母親への確認がほとんどなくなり，気になる考えが起こったときも自分で処理できるようになった。

しかし，10月になると，テストの点数が悪かったらどうしようという不安が強くなり，勉強に集中しにくくなった。そうした勉強のストレスが強くなるとともに，人に危害を加えるのではないかという強迫観念が再燃した。治療者は，テストは受験の予行練習みたいなものなので失敗してもまったくかまわないと考えるよう伝えた。また，人に危害を加える強迫観念については，「もし何か本当にしたならその場で必ずわかる。"かもしれない"と思うことは絶対やっていないので，確認せず放っておいてすぐに次の行動に移ることが大切」と強調した。患者は「気になっても放っておく」ことを実行し，徐々に自信を取り戻し，テストへの不安も軽減した。

結局，高校受験に合格し，X＋1年3月の診察では非常に穏やかな表情であった。まだ，人に危害を加えるのではないかという強迫観念と確認行為は軽度残存していたが，本人，家族の希望により，とりあえず当院での行動療法の外来治療は終結し，地元の病院のみで薬物療法中心の治療を継続してもらうこととなった。治療者は，「もし高校入学後に強迫症状が悪化したときは，いつでも行動療法の治療を再開できる」と本人や家族に伝えた。

3．症例3

【患者】46歳　男性　初診時無職

【主訴】不吉な数に関わる回避行為と儀式行為によって日常生活ができなくなっている。

【生活歴・現病歴】

幼少時からとくに問題なく，高校までは楽しく過ごしたと本人は言う。高卒後，複数の職場で十数年働き，強迫症状はほとんどみられていなかった。

X－3年，自宅の階段ですべって転倒し，腰を痛める怪我を負った。その時刻が午後4時だったので，4という数字を不吉に考えて避けるようになった。大事なことを行う日時や日常の動作の回数が4にならないように気にするあま

り仕事に支障をきたして退職した。X−2年になると，苦手な数字が増え，ますます回避的になり，自宅に引きこもりがちの生活になった。また，歯磨きや入浴などの日常生活行為をするときに，回数に関する儀式行為を行うようになり，ちょっとうまくいっていない気がするとはじめからやり直し，非常に時間がかかるようになった。さらに，自分の身体状態に過敏になり，少しどうかあるとすぐにいろいろな身体科の病院を受診するようになった。

　このままではいけないと思い，X−3年，X−2年，と森田療法を専門の治療機関で受けた。入院中は症状が軽快していたが，退院するとすぐにまた引きこもりがちの生活に戻るというパターンを繰り返した。

　その後，インターネットで行動療法の情報を得て，地元のかかりつけの医師にA病院を紹介してもらい，X年初診。病院が自宅から遠方のため，任意入院となった。

【入院後経過】
　患者は入院して病棟に入るとすぐに表情が明るくなり，入院初日からスムースに病棟生活を送れるようになった。治療者は，患者に「この日，この時間，こんな回数で，こんなことをするのは嫌ということや，この儀式行為をしないと不安になること」などをノートに列挙してもらい，ヒエラルキーを作成した。それに基づいて曝露反応妨害法の治療課題を出していった。患者は，治療行為を行う直前と直後に中等度の不安を訴えたものの，その後不安はすぐに下がり自信がついたと述べた。以後，つぎつぎに治療課題をこなし，これまで避けてきたことをスムースに行うことができたため，2週間で病棟生活ではほとんど支障をきたさないようになった。そのため，自宅でもどの程度できるかを外泊治療で試すことになった。外泊中，自宅でも病棟生活と同様に，ほとんど強迫行為や回避行為をせずに日常生活をすることができた。

　外泊から帰棟した後，入院生活が楽しくなり，本人は長く入院を続けたいと希望するようになった。しかし，治療者は入院生活を長くすると現実逃避のようになってしまい，社会で生活しにくくなる恐れがあることを指摘した。そして，早めに地元での外来治療へつないで，アルバイトや趣味をしながら実生活で出てきた問題をその都度地元の外来治療で取り上げていく方がよいと伝えた。

　その後，患者は外泊治療を数回繰り返してさらに自信をつけ，入院2カ月後に退院となった。退院後は，地元の病院での外来通院となった。なお，薬物療

法は前医処方を変更せず，sulpiride 300mg, maprotiline 30mg, bromazepam 15mg, promethazine 75mg, brotizolam 0.5mg, flunitrapepam 4mg であった。

【退院後経過】
自宅に戻ると地元での外来通院は不規則になり，徐々に強迫症状が再燃し，以前のような不活発な生活になった。患者は，入院の楽しい生活が忘れられずまた入院したいと筆者に連絡してきた。しかし，筆者は，入院はせずに地元の病院でしっかり外来通院してサポートを受けながら，これまで治療で行ってきたことを日常生活の中で実践することが大切であることを強調し，患者も了承した。

III 考 察

行動療法の専門機関における強迫性障害の治療終結の主なパターンを図1に示した。上記症例1は，(B) のパターン，症例2は (C) の外来パターン，症例3は (C) の入院パターンである。この図を用いながら，行動療法の治療形態による治療終結のパターンの分類，分析や治療終結に関わる要因について検討を加える。

1．行動療法の治療形態による強迫性障害の"治療終結"のパターン
1) あらかじめ治療期間が設定されている行動療法プログラム

現在欧米では，あらかじめ治療期間が設定されている行動療法のみ（薬物なし）の外来治療プログラムがよく行われている[2,9]。これは，セッションの数や時間や治療内容があらかじめ計画されている治療形態であり，はじめから治療の終結時期が決まっている（図1の (A)）。この場合の治療の目標は，治療期間中に100パーセント強迫症状を消失させることではない。治療プログラムの中で，患者自身が治療の方法を覚えてその効果を実体験することで，治療終結時には患者が自分で症状をコントロールできるようになることである。保険診療でこのようなシステムによる治療を行っている日本の病院は少ないが，九州大学での行動療法と薬物療法との無作為割付比較試験（RCT）において用いられた週1回12セッションの外来行動療法プログラムがある。研究プロトコールでは，あらかじめ決められた改善基準を満たさなかった場合は，薬物を加えてさらに12セッションの治療を続けることになっていた

86　第Ⅱ部　行動療法と治療環境

図1　行動療法専門機関における治療終結の主なパターン

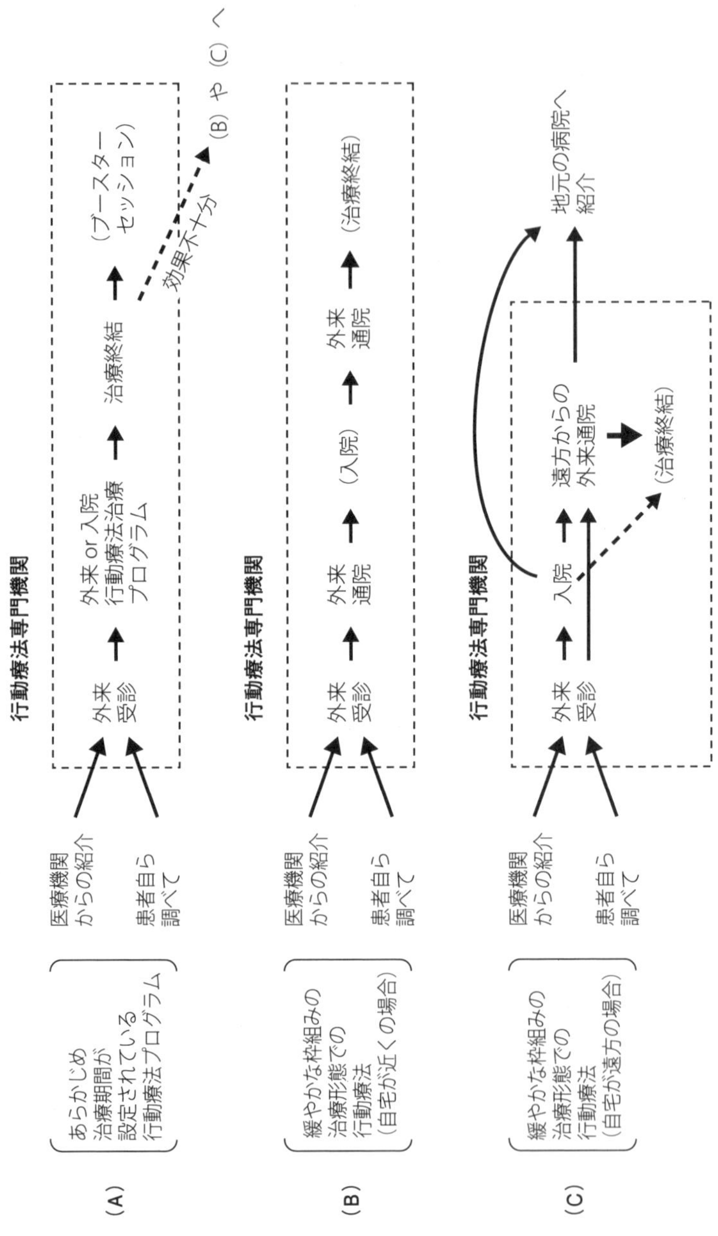

行動療法専門機関

(A) あらかじめ治療期間が設定されている行動療法プログラム

医療機関からの紹介 ／ 患者自ら調べて
→ 外来受診 → 外来 or 入院 行動療法治療プログラム → 治療終結（ブースターセッション）
効果不十分 → (B) や (C) へ

行動療法専門機関

(B) 緩やかな枠組みの治療形態での行動療法（自宅が近くの場合）

医療機関からの紹介 ／ 患者自ら調べて
→ 外来受診 → 外来通院 →（入院）→ 外来通院 →（治療終結）

行動療法専門機関

(C) 緩やかな枠組みの治療形態での行動療法（自宅が遠方の場合）

医療機関からの紹介 ／ 患者自ら調べて
→ 外来受診 → 入院 → 遠方からの外来通院 →（治療終結）
→ 地元の病院へ紹介

が，全員が改善の基準を満たしたと報告されている[12,13,14]。なお，その後，もし患者が希望すれば，以下の（B）や（C）の治療へと継続されることになっていた。

この方法のメリットは，うまく治療システムにはまれば患者の治療への主体性が高まり，非常に効率的に治療を終結できる点である。欧米にはこのようにシステム化された治療機関が多い（その多くは臨床心理士によって行われている）が，日本ではまだ少ない。しかし，九州大学のRCT研究での成功例もあるなど，これからこのような治療形態が増えてくる可能性はある。

2）緩やかな枠組みの治療形態

多くの日本の精神科臨床における行動療法は薬物療法を併用した緩やかな枠組みの治療形態で行われている。期間が設定された治療プログラムと異なり，制約が少なく患者の状態に応じて柔軟な対応がしやすい。この場合の治療の終結は，主に患者と治療者の話し合いで決定されるので，患者が終結を希望しない場合ではエンドレスに治療が継続されていくこともある。

全国的に行動療法専門機関が少ないという事情もあり，患者が遠方から受診するケースも少なくない。病院が自宅から近くの場合と遠方の場合では治療の終結のしかたに大きな違いがみられるため，それぞれについて述べる。

近くの場合（B）は，初診からずっと同じ病院で治療していくことになり，入院のケースでも退院後は引き続き外来でフォローしていくことになる。状態が安定すると通院間隔を広げていき，うまくいけば治療終結に至ることになる。

一方，遠方から受診した場合（C）は，行動療法専門機関の治療でかなり症状が改善した後に，地元の病院へ再び紹介することが多い。しかし，遠方であっても自ら希望して行動療法専門機関への通院を長期に継続している患者も少なからずいる。

2．治療終結に関わる要因

1）薬物療法

行動療法と薬物療法を併用しているケースでは，薬物療法を中止できなければ全体の治療を終結することはできない。これまでのRCT研究では，①SRIの薬物の効果は治療初期がピークでその後上がることはない，②最終的には行動療法単独と薬物との併用群の治療効果は変わらない，といわれている[1,3,10,11,15]。これをもとに考えると，症例1のように，行動療法の効果が十分得られたあと

にSRIなどの薬物を漸減中止していく方法が理想的と思われる[17]。治療前に強迫症状が重度であっても，行動療法の効果の割合が大きいと判断される場合は薬物の中止がしやすい印象がある。一方，行動療法の効果が不十分で，薬物の役割が大きい複雑なケースでは薬物の中止が難しいことがしばしばある。特に，併発する疾患や問題のためにSRI以外に，抗不安薬，抗精神病薬，気分安定薬などを併用しているケースでは，薬物の中止は困難である。

症例2ははじめから薬物療法と行動療法の役割分担を治療機関でしているケースであり，筆者の治療機関では薬物調整は一切行わず行動療法のみを行った。本来薬物療法と行動療法は連動して行うべきであると筆者は別の論文[7]で述べているが，遠方からの外来通院で，患者や家族が強く希望するのであればこうした役割分担も一応は試みる価値があると考えた。このケースでは，図1の（C）のように，行動療法の効果がある程度得られた時点で地元の病院のみでの治療に戻すことができている。

2）患者や家族の希望

行動療法は患者が主体となる治療法であるので，基本的には患者や家族が終結を望めば終結になる。患者自身が行動療法を好まなかったり，他の治療を途中から希望して治療を中止するケースもある。そういう場合，患者を無理に引きとめずに，今後もし再び行動療法の治療を希望するときは再受診を受け入れるという方針をとる治療者が多い。

治療がうまくいっているケースでは，症例1のように徐々に外来診察の間隔を広げていき，治療者の関わりが少なくてもすむようになると，患者の方から治療終結を希望するというパターンが多い。その際，進学，就職，結婚，転勤などの生活上の節目や日常生活の充実や主治医の転勤などがきっかけになることがよくある。症例2では，高校進学を機に患者と家族が行動療法の終結を希望し，地元の病院のみでの治療に戻ることになった。こうした治療終結や地元の病院への転医の際には，もし今後症状が再燃したときは，再び行動療法の治療ができることを伝えておくと，患者や家族は安心すると思われる。

3）治療者の判断

治療者が治療の終結を勧める場合の代表は，入院が長期になってしまっているケースである。入院すると自宅での強迫症状を引き起こす先行刺激状況から離れられることや，初期の治療で症状が軽減して自宅よりも病棟が居心地のよい環境となることが多い。その場合，現状に満足してしまい，病棟で楽に生活

することが入院の目的になってしまっていることがある。そうなると，入院当初の自宅や社会での適応をめざすという目標があいまいになり，無為に長期の入院生活を送りかねない。そうならないように治療者は，特に入院に関しては「何のために入院しているのか」「どのようになりたいのか」などを常に患者に返していく必要がある。患者によっては，入院のタイムリミットを設定することが望ましいこともある。症例3では，患者が病棟生活を楽しむために長期の入院を希望する場面があるが，治療者は地元の外来で社会生活をしながら治療していく重要性を説明して早めの退院へと進めていった。しかし，退院後，以前の森田療法のときと同様に，徐々に外来通院が不規則になり，回避的で不活発な生活に戻ってしまった。患者は楽しかった入院生活を再び送りたいと考えて再入院を希望したが，その際，筆者は再入院が望ましくないことを説明した。この患者の場合，入院で現実逃避をするのではなく，地元にしっかり腰を落ち着けて外来でサポートを受けながら社会生活をしていくことが最も治療的であると判断したからである。

強迫性障害の行動療法を行う際に患者の希望や意見に耳を傾ける姿勢は基本的には大切である。しかし，その内容が患者の治療にとってプラスになるかマイナスになるかについて治療者は十分に吟味することが必要であり，時には断固たる対応を取らざるを得ないこともありうると思われる[6]。

IV おわりに

欧米の行動療法の出版物を読んで，欧米では短い治療期間で最大限の治療効果が得られるような極めて効率的な治療をしていると思われる方も多いのではないだろうか。確かに，治りやすい患者を集中的に心理教育して，セルフヘルプで治療できる状態へ導いていくシステムには学ぶべきものが多い。これからこのような治療システムをとる治療機関が増えてくる可能性もある。

しかし，実際の精神科臨床はもっと複雑なことがしばしばある。治療の終結に関しては，患者の病状だけでなく，患者や家族の意向や治療者の評価などを総合的に判断して決められている。治療終結はできるに越したことはないが，かなり強迫症状が改善してもいざというときのために治療者とのつながりを保っていたいと考える患者も多い。また，ストレスがかかるたびに一時的に症状が再燃して自信を失くし，そのたびに治療者が介入して"引っ張り上げる"

必要がある患者も少なくない。このように治療終結はせずにゆるやかな外来通院を継続していくのも選択肢のひとつとしてあってよいと筆者は考えている。

参考文献

1) Cottraux J, Mollard E, Marks I (1993) Exposure therapy, fluvoxamine, or combination treatment in obsessive-compulsive disorder: One-year follow up. Psychiatry Research 49; 63-75.
2) Foa EB (1993) Therapist Procedures for OCN Study. (Unpublished).
3) Foa EB, Liebowitz MR, Kozak MJ et al. (2005) Randomized, placebo-controlled trial of exposure and ritual prevention, clomipramine, and their combination in the treatment of obsessive-compulsive disorder. Am J Psychiatry 162(1); 151-161.
4) Greist JH (1992) An integrated approach to treatment of obsessive compulsive disorder. J Clin Psychiatry 53; 38-41.
5) 飯倉康郎 (1999) 強迫性障害の治療ガイド．二瓶社．
6) 飯倉康郎 (2005) 強迫性障害の入院治療．In 飯倉康郎 (編著) 強迫性障害の行動療法．金剛出版，pp132-175.
7) 飯倉康郎 (2009) 強迫性障害臨床における行動療法と薬物治療の"連動（れんどう）"．精神療法，35(5); 584-591.
8) Kozak MJ, Foa EB (1997) Mastery of Obsessive-Compulsive Disorder; Therapist Guide. New York: The Psychological Corporation.
9) March JS (1998) OCD in Children and Adolescents; A Cognitive -Behavioral Treatment Manual. New York: Guilford.
10) Marks IM, Stern RS, Mawson D et al. (1980) Clomipramine and exposure for obsessive-compulsive rituals. Brit J Psychiat 136; 1-25.
11) Marks IM, Lelliott P, Basoglu M et al. (1988) Clomipramine, self-exposure and therapist-aided exposure for obsessive-compulsive rituals. Brit J Psychiat 152; 522-534.
12) Nakagawa A, Isomura K (2004) Randomized controlled trial (RCT) of Japanese patients with OCD: The effectiveness of behavior therapy and SSRI. World Congress of Behavioral and Cognitive Therapies 2004, Abstract; 90.
13) Nakatani E, Nakagawa A, Nakao T et al. (2005) A randomized controlled trial of Japanese patients with obsessive-compulsive disorder; Effectiveness of behavior therapy and fluvoxamine. Psychotherapy and psychosomatics 74(5); 269-276.
14) 實松寛晋 (2009) 強迫性障害の行動療法と薬物療法の RCT 効果研究．精神療法，35(6); 729-737.
15) Simpson HB, Liebowitz MR, Foa EB et al. (2004) Post-treatment effects of exposure therapy and clomipramine in obsessive-compulsive disorder. Depress Anxiety 19(4); 225-233.
16) The expert consensus for obsessive-compulsive disorder: Treatment of obsessive-compulsive disorder. J Clin Psychiatry 58 suppl.4; 2-72, 1997.
17) 山上敏子 (2000) 強迫性障害の行動療法．In OCD 研究会 (編) 強迫性障害の研究 I．星和書店，pp83-95.

第7章

十分な条件が整わない治療環境における強迫性障害の行動療法

I　はじめに

　現在，欧米における強迫性障害（OCD）に対する行動療法の進め方は，あらかじめ治療期間が設定された外来におけるプログラムが中心となっている[1,2,6]。一方，重症例や複雑なケースは外来のみで治療を行うことは困難であり，入院環境による治療が必要となるが[3]，コストパフォーマンスなどの問題から，欧米では入院治療が少なく，研究報告もほとんどみられなくなっている[5]。

　筆者はこれまで肥前精神医療センターにおいて重症の強迫性障害患者の行動療法による入院治療に携わって，試行錯誤を繰り返してきた。その結果，重症の強迫性障害に対する比較的緩やかな枠組みの入院治療プログラムを確立した[4]。このプログラムでは，精神科医だけでなく看護スタッフの役割が大きいことが特徴である。

　しかし，現在，かつての同センターのように強迫性障害患者に関する知識や治療経験が豊富な治療スタッフが揃った入院施設は全国的に非常に少ない。また，病院経営的な観点から今後このような病院が増える可能性は極めて低いと考えられる。

　筆者は，平成19年より入院患者が慢性期の統合失調症，精神遅滞，認知症，身体合併症が中心である病院に勤務しているが，そこでは，強迫性障害患者の治療経験をもたない治療スタッフがほとんどである。一方，外来は不安障害，気分障害，児童思春期の患者が急増しており，その中でも，治療を求めて同病院を受診する強迫性障害の患者は徐々に増えてきている。

　こうした治療環境の中でどのような治療が可能なのか，また，どのような工夫の余地があるのか，などを研究することは意義があると思われる。

本稿では，こうした十分な条件が整わない治療環境の中での入院治療の成功例を経験できたので，その治療経過の詳細を報告する。その中で，患者とのやりとり，治療契約のしかた，入院治療の進め方，ハプニングへの対応，などの項目について検討したい。

II 症　例

【患者】 41歳　女性　現在無職
【主訴】（不潔恐怖のため）普通の生活ができない。
【家族背景】 両親と患者の3人暮らし。母親との関係はよいが，患者は父親のことを極度に嫌悪しており顔を合わせるのを避けている。
【生活歴ならびに現病歴】
元来，几帳面な性格。高校までは順風満帆であった。A市の大学時代，3年から寮を出て，友人の女性2人と一緒にアパート暮らしを始めた。そのころからお金の汚さのことを考えて頻回に手を洗うようになった。また，他人が触るものに対しての抵抗感が出てきた。

あるとき，同室者のPさんが勝手にもうひとりのQさんのテレビを見ているのを目撃してから，Pさんのことが嫌になった。その後，Pさんが触ったものが汚く感じるようになった。それでもがまんして卒業まで3人一緒に生活した。

大卒後，A市の会社に就職。はじめ，会社の寮で生活していたが，Pさんが寮の近くに住んでいることがわかり，Pさんの汚れが寮に入ってくると考えるようになった。その結果，寮に住むことが苦痛になり，X－17年精神科受診。休職してB市の実家に帰省。地元の病院に3カ月間入院して曝露反応妨害法（以下ERP）を行った。治療の意味はよく理解していなかったがある程度よくなったため退院した。

退院後，地元のB市の会社に就職したが，慣れてくるにしたがって，不潔恐怖症状が強くなり，退職。再び，A市に戻り，就職するが，上司の自宅が以前患者の住んでいたアパートのすぐ近くであることがわかり，汚いと思うようになった。以後，不潔恐怖症状がひどくなり，結局X－8年退職し，実家に戻った。「A市恐怖症」になり，自分の身のまわりのものでA市に関わるものを見つけては回避するようになった。食品や衣類がA市でつくられていないかを電話で頻回に確認するようになった。家中に「A市」の汚れが広がった感じにな

第7章　十分な条件が整わない治療環境における強迫性障害の行動療法　93

り行動範囲が著しく狭くなった。X－7年，過去にかかっていた精神科の病院を受診し，3カ月間入院した。「A市の恩師からの手紙」というヒエラルキーの一番高いものを一日中身につけておくことをさせられた。治療の意味はよく説明されてなかったが，「A市恐怖症」はその治療でよくなった。

X－6年，地元のB市の会社に就職するが，ある掃除のスタッフを不審な人と思うようになり，その人が不潔の対象になった。その後，その人が患者と同じC駅から通勤していることがわかり，その人が通ったところを避けるようになった。最後は会社の建物全体が不潔の対象になり，X－4年退職。以後，B市全体が不潔の対象になったため，外出することも困難になった。また，家の中も父親が不潔の対象であるため，行動できる範囲が非常に狭くなっていった。日常生活に著しく支障をきたし，苦痛を感じるようになったため，X年，入院治療を希望して当院初診となった。

【強迫症状の特徴】
　初診時の病歴聴取と面接でのやりとりから，患者の強迫症状に関して以下のような特徴が明らかになった。
（1）患者の強迫症状は，不潔恐怖による強迫的な洗浄行為と回避行為が中心である。手洗い行為の頻度は多いが1回の時間はあまり長くない。また，触れないものや通れないところがたくさん存在し，その回避行為によって生活に著しく支障をきたしていた。
（2）不潔恐怖の対象と不潔だと考える理由について，以下のように2つのパターンに分かれることが明らかになった。
　①過去の体験などから嫌なイメージがあるものが，『嫌なもの→汚い』になっているパターン：例えば，B市，C駅，以前働いた会社周辺，以前働いていたころに使っていたものや着ていた服，父親が触ったものや通った場所など，実際にはまったく汚くないがイメージによって汚く感じているもの。
　②厳密に言えばきれいとはいえないが，普通の人は平気で触っているもの：例えば，ドアノブ，お金，電車の座席，トイレ関係，床関係，など，実際に多少汚いといえる点が①と異なる。

【外来治療経過】
　まず，上記の分析について説明したところ，患者は「頭がすっきりしました」と感激し，治療への意欲を示した。患者は入院治療を受けたいと希望した。しかし，①当院の看護スタッフが強迫性障害の治療経験がまったくないこと，②

入院患者が統合失調症や精神遅滞の患者ばかりであること，③看護スタッフの人数が少なく忙しいために，個別に長時間付き添うことができないこと，などの理由で，患者が当院で入院生活をすることは困難であると説明した。患者はいったんがっかりしたが，とりあえず外来で治療していくことに同意した。

　外来治療では，診察室のドアノブ，壁，病院のトイレのドアノブなどのERPを治療者のモデリングのあとに行ってもらった。ホームワークでは，電車のイスにしっかり座ること，C駅で乗り降りすること，お金を使うことなどの治療課題を出し，患者は実行することができていた。しかし，患者は，自宅での生活が苦しく，集中的に治療して早く治したいという理由で「どんなことにも耐えますから入院させて下さい」と強く入院を希望した。病棟にはいろんな他患者がいることや，看護スタッフがOCD患者の治療経験がないことを強調し，患者を特別扱いできないので，他の患者と同じように，入浴したり，食事，洗面，トイレをしたりしなければならないと説明した。そのような条件でも自分でがんばる覚悟があるなら入院できると説明し，病棟を見学してもらった。患者は断固たる決意をもってX年Y月入院となった。

【入院後経過】

　まず，病棟での日常生活行為を，他患者が行っているように行い，わからないときは看護師に聞き，看護師の言うことが普通の考えであると思って行動するようにと指導した。患者は覚悟していたこともあり，動揺せずに病棟の日常生活を始めることができた。

　次に，病棟での不潔の対象についてヒエラルキーを作成し，そのヒエラルキーに基づいた曝露反応妨害法（ERP）を開始した。しかし，入院後10日目より腎盂腎炎にかかり抗生剤の点滴が必要になるという予定外の出来事が起こった。患者は，看護師が処置のために患者の身体に接触することの不安を述べていたが，治療者は，「なってしまったものはしかたがないです。看護師の処置を抵抗なく受けることもERPの一部と思いましょう」と強調した。その結果，患者は1週間耐えることができ，治療者もよくできたことを評価した。

　その後，病棟内のものに関するERPを再開し，電気のスイッチ，ドアノブ，廊下の壁，手すり，テレビの前のソファ，トイレのドアノブ，鍵，洗浄ボタン，病棟のゴミ箱，公衆電話などの治療をヒエラルキーに沿って進めた。「恐怖の対象を触るときは，覚悟を決めてべったりしっかりと触って決して逃げ腰にならないように」と指導したところ，患者はその方が実際に不安の持続時間が短

くすむという体験をすることができた。また，それに並行して，買い物カゴ，自動販売機のボタン，お金，外のトイレ，公衆電話，などの外出時のERPも行った。さらに，自宅にある不潔の対象を郵送してもらい，昔働いていたころの嫌な思い出がある書類，服，タオル，ペン，などへのERPも行った。

一方，病棟生活では同室の軽度精神遅滞の他患者が，患者の持ち物を盗もうとしていたところを見つけるというエピソードが数回あり，患者はその人が触ったものや通ったところを避けたいと思うようになった。その際，治療者は，これまでの"嫌なことが不潔の対象になっていく"というパターンを指摘し，これは絶好のERPの場面であることを強調した。そして，その患者が通ったところとか触ったものをあえて避けないようにと指導した。患者はその説明に納得し，新たな不潔の対象をつくらずにすむことを体験できた。入院40日後くらいから，自宅への外泊治療を開始した。自宅でこれまで避けていた場所やものへのERPを3回行い，自宅で調子がよく過ごせたため，入院後約2カ月で退院することができた。

以後は，多少強迫症状の波がありながらもアルバイトの仕事が長期にできるようになっている。

III 考 察

1．十分な条件が整った治療環境での入院治療[3,4]

第4章の図1（p.61）は，かつての肥前精神医療センターでの重症強迫性障害の入院治療プログラムの大きな流れである。このプログラムの特徴のひとつは，専門的な知識や経験をもった看護師が大きな役割をもっていることである。看護師の主な役割としては，安心できる入院環境の設定，行動観察，曝露反応妨害法の治療行為，精神的なサポートなどである。

患者が入院すると，まずは，とりあえず患者が入院生活を継続できるような環境を設定する。その際，看護師は，患者の意見を聞いたり，様子を観察しながら患者の病棟での日常生活を援助する。また，曝露反応妨害法の治療は，主治医や受け持ち看護師との治療セッションを軸に展開していくことになるが，症状が生活の多岐にわたっている場合などは，ほとんどすべての看護師が関わることになる。特に，トイレ，手洗い，食事，入浴，洗面，歯磨き，着替えなどのルーチンの日常生活行為の治療は，多くの看護師の手が必要となる。例え

ば，トイレや入浴に付き添ったり，時間を知らせたり，確認行為を繰り返しているときに確認行為を中断させることや，次の行動になかなか移れない患者に声をかけて次に進ませたりすることは，看護師によってしばしば行われる日常生活行為を対象とした行動療法である。さらに，患者に対する精神的なサポートも看護師の役割として重要である。看護師は，患者の病棟生活や治療に関する不安や不満などを聴いたり，患者ががんばってできていることをフィードバックして強化したりすることで，患者が治療の目標を達成することをサポートする。このような治療を行うには，これまで多くのOCD患者の治療を経験している指導的な立場の看護師が数名いることや実働できる十分な看護師のマンパワーが不可欠である。

2．本症例のような十分な条件が整っていない治療環境における入院治療

本症例のような，OCDの治療経験をもたない看護スタッフ，慢性の統合失調症，精神遅滞，認知症，身体合併症が中心の患者構成，マンパワーの不足でひとりの患者に長い時間を割くことができない看護体制，などは，一般の民間病院でよくみられる実態であり，前項の病棟の体制と比較するとOCDの治療を行うには極めて不十分な条件といえるであろう。しかし，前項のような条件が整った治療環境をもつ病院は非常に少ない。実際問題として，1.のような強迫性障害に対する看護力を一朝一夕で身につけることは困難であるし，多くの病院はマンパワーの余裕がない。このような状況で安易に入院を引き受けてしまうと患者の期待に看護スタッフが応じられないために，病棟全体の混乱を招くことが必至である。これは，患者側，治療スタッフ側双方にとって望ましいことではない。

一方，OCDの治療は患者の主体性が治療の成否の鍵を握っていることは明らかである。その観点から考えると，治療を受ける患者の心構えを変えることによって，看護に依存しなくても入院治療が可能になるケースもあるのではないかと筆者は考えていた。本症例はまさにこの可能性を実証する機会を与えてくれたケースとなった。そこで，本ケースの入院治療で工夫したことをあげて，検討を加える。

1）病棟がOCDの治療に関して十分な条件が整っていない環境であることをはっきり伝える

患者は入院治療を強く希望していたが，上記のような病棟の実態であるので専門的な看護は行えないし，患者を特別扱いすることもできないことを強調し

た。それでも入院を希望するのであれば、専門的な看護を期待せずに自分でがんばるしかないと説明した。患者は、数回の外来通院を経て、「どんなことでも耐えるので入院させてほしい」という断固たる決意をもつことができたため、入院治療が可能になった。この患者にとって病棟生活を普通に送るということ自体が、レベルの高い曝露反応妨害法の治療課題になるといえるので、この環境での入院を決断した時点で治療は大きく進んだといえるであろう。

はじめから（環境や看護に対して）必要以上に期待させないことは、一見「その条件でなければ治療はしません」という冷たい対応に見えるかもしれない。しかし、できないことを安請け合いして調子悪くさせるのはかえって不親切といえる。このケースでは、不十分な入院環境を患者が知った上で入院を決断しているので、その時点で曝露反応妨害法に必要な"治療への主体性"が高まる効果が得られたといえる。

筆者はかつて、入院中主治医や看護スタッフに依存的になって要求事が止まらず、結局治療がうまくいかなかったケースを経験した。その患者のその後の経過を伝え聞いたところ、筆者が治療していた病棟よりもはるかにOCDの専門性の低い看護体制の病院において治療が成功していることが明らかになった。このように、患者が看護師に対して過剰な期待を抱かないですむことが、かえって患者の主体性を育むケースもあるといえる。

2）予想外の出来事への対応

本症例での入院中には、腎盂腎炎の発症、同室者の盗みという予想外の出来事が起こったが、それぞれについて、以下のような対処の工夫をした。

入院初期に腎盂腎炎を発症したことは、慣れない病棟で、OCDの治療経験のない看護師からの処置を受けなければならないということもあり、患者は不安になった。しかし、治療者は、この状況を大切な治療場面として捉えるように患者に伝えた。その際、検温や採血、点滴などの処置を看護師から言われた通りに受けること自体が曝露反応妨害法の治療であるという説明が有効であった。看護師の方も医療的処置を他患者と同様に普通にしてよいと治療者から言われたことで安心したようである。患者は、腎盂腎炎になったことで治療が遅れることを危惧していたが、処置を受けることも大事な治療であるという説明によって安心し、実際にそれを切り抜けられたことでさらに治療への意欲も高まっていったといえる。OCDの入院治療では、こうしたハプニングを乗り越えたことが自信になって治療が一気に加速するケースがしばしば報告されている。

同室者の盗みの後，その患者の触った場所や通ったところを避けるというエピソードに対しては，そこを治療場面として捉えるような対応をした。盗みに対して腹が立ってその相手に関するものを避けたいと思う気持ちは十分了解できることであり，「そこを治療場面とするのは納得いかない」と患者が不満を述べる可能性もある。しかし，この状況をどうするのが患者にとってメリットがあるかという観点から考えて，治療者はそこを曝露反応妨害法の治療機会として利用するという方針を選択した。当然，強制ではなく患者の意見を聞いたが，患者もそれをよく理解してくれて実行できたため，さらに治療が進むという効果が得られた。

十分な条件が整っていない治療環境でOCDの入院治療を行う場合には，しばしばこのようなハプニングが起こることが予想される。しかし，あらかじめ起こりうることを患者に伝えておくと，ハプニングが実際に起こっても，それを治療的に捉えてやっていくしかないと患者も決断しやすいのではないかと思われる。

IV　おわりに

重症の強迫性障害の入院治療における専門的な看護は容易ではない。その実践を一般の民間病院に求めるのは現実的ではないであろう。しかし，本稿では，患者が「不十分な入院環境の中でも自分ががんばる」という強い決意をもつことができれば，入院治療がうまくいくケースもあることを示せたと思っている。このようなケースは全体の中のごく一部かもしれないが，その可能性を追求することは，治療の選択肢を広げる意味で非常に価値があると考えている。

参考文献

1) Abramowitz JS, Foa EB, Franklin ME (2003) Exposure and ritual prevention for obsessive-compulsive disorder; Effects of intensive versus twice-weekly sessions. J consult Clin Psychol 71(2); 394-398.
2) Emmelkamp PMG (1992) Anxiety Disorders; A Practitioner's Guide. New York: Wiley.
3) 飯倉康郎 (2005) 強迫性障害の行動療法．金剛出版．
4) 飯倉康郎 (2005) 強迫性障害の行動療法における「入院環境」の意義と設定の工夫．メンタルヘルス岡本記念財団研究助成報告集，16; 15-20.
5) Megans J, Vandereycken W (1988) Hospitalization of obsessive-compulsive patients: The "forgotten" factor in the behavior therapy literature. Comprehensive Psychiatry 30(2); 161-169.
6) Van Noppen BL, Pato MT, Marsland R et al. (1998) A time-limited behavioral group for treatment of obsessive-compulsive disorder. J Psychother Pract Res 7(4); 272-80.

第8章

ひとりの場面における曝露反応妨害法がうまくいくための方策
不安耐性が著しく低いOCD患者の行動分析と治療経過より

I はじめに

曝露反応妨害法（Exposure & Response Prevention；以下ERP）は，患者が強迫観念を引き起こす不安刺激状況に直面し，同時に不安を下げるための強迫行為をせずにすませる方法である[1,6,7]。患者がこの治療法によって十分な効果を得るためには，不安や不快感が時間とともに下がるhabituation（馴化）の体験が不可欠である[2,5]。特に，ひとりの状況でのhabituationの体験が得られるかどうかが治療の成否の鍵を握っているといっても過言ではない[3]。

強迫症状による生活の障害が少なく，不合理性を明らかに自覚できており，かつ治療に積極的な患者であれば，ひとりでホームワークの課題を実行できて十分な治療効果を得ることが可能である。しかし，ひとりの状況において，不安刺激状況を回避したり，強迫行為や「頭の中での理由づけ」によって即座に不安を下げようとする傾向が強い患者の場合には，効果的なERPを行うことが容易ではない。

筆者は，「患者がひとりの状況で不安刺激状況に直面して（あるいはしてしまって）動揺したり，葛藤したりしている状況」を，"治療場面"という表現で強調して患者に伝えることが多い。例えば，患者が面接の中で最近不安になった出来事を振り返って述べているときに，筆者は，「まさにそこが"治療場面"ですよ」とピンポイントに指摘するようにしているが，その説明のしかたについて多くの患者は「どこをがんばればよいのかがわかりやすい」と感想を述べてくれている。すなわち，"治療場面"という言葉は，ERPの治療過程を説明しやすくする概念であると同時に，患者が回避や強迫行為や「頭の中での理由づけ」の悪循環に陥るのを防ぐキーワードとして活用できるのではないかと筆

者は考えた。

そこで，本稿では，この"治療場面"というキーワードを活用した治療の進め方を行動療法の技術としてまとめることにした。そのために，1回目の入院治療で失敗して2回目の治療で効果がみられた強迫性障害患者の治療経過を詳細に呈示する。その症例を通して，うまくいってないERPに関する行動分析，ERPの成功体験を得やすくするための治療環境の設定，"治療場面"というキーワードの活用を含むERPの進め方の工夫などを中心に詳細な考察を加えたい。

II 症　例

【患者】37歳　女性　主婦
【主訴】汚いイメージが浮かんで洗濯や手洗いを何回もしてしまう。
【生活歴ならびに現病歴】

元来，几帳面な性格であったが活発で明るかった。大学までは特に大きな問題はなかった。大学卒業後，会社の事務職に就職した。その4年後のX－9年に身体合併症で約4カ月間休職した。その際，意識を消失するエピソードがあり，「知らない間に何か変なことをしてないか」と心配するなど，自らの行動に自信をなくした時期があったが，徐々に回復して職場復帰することができた（それ以降は意識を消失するエピソードはない）。その後，X－7年，結婚を機に退職し，1年間はほとんど問題なく家事をこなしていた。

X－6年，夫が転勤して午前1時すぎに帰宅する不規則な生活になり，患者は生活にストレスを感じるようになった。このころから肉が汚いという不潔恐怖症状が出現し，料理に支障をきたすようになった。地元の精神科を受診し薬物療法を受けたがほとんど効果はみられなかった。さらに，風呂の排水口が汚いものに思えてきて，排水口の掃除ができなくなり，風呂に入るのも苦痛になった。手を洗っていても排水口のイメージが浮かんできて，洗うのをやめられなくなることが多くなった。また，洗濯のときも排水口のイメージが浮かんでくると最初からやり直さずにはおれなくなり，何度も繰り返すようになった。強迫症状のために夫との軋轢も増え，実家にしばしば帰るようになった。はじめのうちはそれで落ち着いていたが，実家の両親へ大丈夫かどうか保証を求める確認行為が著しくなったため，近医クリニックを受診。そこからの紹介で，X－2年，行動療法で有名なA病院を初診した。A病院が自宅から遠方であった

ため任意入院となった。

【A病院での入院治療とその後の経過】

　入院後，患者が述べた病棟での強迫症状の主なものは，①手洗いの回数が多い，②排水口のイメージが出たときに手を洗う，③洗濯をやり直してしまう，などであったが，「病棟にいつも看護師がいるので安心感がある。もし自分が変なことをしても助けてもらえる」と患者は述べており，病棟での強迫症状の程度が自宅よりも軽く患者の苦痛は少なかった。とりあえず，不安階層表を作成してERPを行ったが，患者は少し不安になっても「看護師がいるから大丈夫」とほとんど自動的に考えて不安が下がっていた。したがって，ERPの効果は実感できなかった。病棟での症状が軽かったため外泊治療を試みたが，入院前と同様の強迫症状が出て失敗した。本人や家族は，新しくきれいなアパートに移れば症状が軽くなるのではないかと以前から考えて計画していたが，入院中に転居することになった。その新しいアパートで外泊治療を行ったところ，炊事，洗濯ができるようになり，手洗いや入浴も楽になったため入院後3カ月で退院となった。

　退院後，はじめは新しいアパートでなんとか生活できていたが，徐々に排水口などの汚いイメージが浮かんで，手洗いの頻度が増えたり洗濯を繰り返したりするようになった。夫との関係も悪くなり，最終的にしばしば実家に帰るようになって，A病院入院前と同様に家族に再び保証を求める確認行為が増悪した。そこで，患者はX年，筆者のいるB病院を初診した。

【B病院での治療経過】

　まず，前回のA病院の入院治療の失敗を振り返った。うまく行かなかった理由としては，①病棟に看護師が常にいる環境で安心して軽い強迫症状しか出現せず，また，少し不安になっても「看護師がいるから大丈夫」という頭の中での理由づけによって不安が下がっていたこと，②入院後半の外泊治療において「新しいアパートに引っ越したから大丈夫」という頭の中での理由づけによって即座に不安を下げていたこと，などのために有効なERPができてなかったことが考えられた。

　また，自宅でうまくいかなかった要因のひとつとして，少し強迫行為を繰り返してしまうと「もうだめだ」とあきらめてしまってさらに強迫行為がひどくなる傾向も明らかになった。

　そこで，治療者は，患者のまわりに安心できる他者がいないひとりの状況を

設定できて，かつ頻回の面接で患者をサポートできるような治療環境を検討したところ，たまたまB病院附属のB型福祉ホーム（部屋は個室で鍵付，自炊が可能）に空きがあったため，そこへの入所を提案した。患者はそれに同意し入所となった。

入所後，患者はほぼ毎日外来通院をし，治療者は15分ほどの面接を行った。面接の中で，「不潔に関する強迫観念が浮かんで不安が高まりすぐに強迫行為を行いたいときこそが，重要な"治療場面"であり，絶好の治療のチャンスである」と強調した。

その"治療場面"についてよく理解してもらうために，治療者が診察室にいる状況で，患者にトイレに行ってもらい，手洗いを1回1分以内で終わらせて診察室に戻るというERPを行ってもらった。その際に，「もう一回洗いたいと思ったときが"治療場面"なのでそこを振りきりましょう」と強調したところ，患者は「もう一回手を洗いたかったけど振りきれました」と述べた。診察室での不安の程度を聞くと「トイレ直後よりもかなり下がりました」と述べた。治療者は患者に「ひとりのときも今の感じで"治療場面"を意識してやっていきましょう」と伝えた。

また，日常生活の中での具体的な"治療場面"をはっきり認識できるように，表1のようなセルフモニタリングノートを作成し，毎日記録をつけてもらうようにした。セルフモニタリングでは，日時，気になったこと，そのときどうしたかを記録し，その際に気になっても放っておいて次の行動に移れたら「〇」，強迫行為をしてしまったら「×」をつけてもらうようにした。治療者は，その日が何勝何敗と伝えてフィードバックし，「×」でもがっかりせずに「〇」の確率を高くするようにしましょうと伝えた。患者はスポーツを見ることが好きだったこともあり，この何勝何敗という評価のしかたに興味を示した。また，記録の中からできてないことを，例えば，「トイレのあとの手洗いを1回ですませる」，「洗濯を1回でやめる」，「排水口やゴミ箱のイメージが浮かんだときは『ただのイメージだ』と自分に言い聞かせて手を洗わない」，「手が玄関のたたきについたかもしれないと思ったときは『ついていてもよい』と言い聞かせて手を洗わない」のように重点的に治療課題としてあげて実行してもらい，次の日の面接で結果をフィードバックして強化した。2カ月ほどで福祉ホームでは，セルフコントロールによるERPがかなりできるようになり，快適に過ごせるようになった。

表1　症例のセルフモニタリングの例

日　時	○×	気になることが起こった状況	その後どうしたか
S月H日 10：20	○	洗濯をしているときに，風呂の排水口のイメージが浮かんで，洗濯物が汚れてしまったのではないかと考えた。	はじめからやり直したいと思ったが「イメージだ」と言い聞かせて洗濯物を干した。
13：00	○	昼食の後，皿洗いを終わろうとしたとき，自分の目線からは流しの排水口と手が重なって見え，お風呂の排水口に触れたんじゃないかと思い不安になった。	手は洗わないことにして，次の作業をした。
14：40	×	トイレの後手洗いをしたとき，近くのゴミ箱を触ったかもと考えた。	思わず手を洗いなおしてしまった。
20：00	○	夕食を食べる前に洗面所で手を洗っていると排水口に触れたように思いもっと手を洗いたくなった。	「いつもの変な感覚」と思い，手洗いをやめた。
21：10	×	トイレ後の手洗いのとき，どこかに手が触れた気がしてもう一度洗いたくなった。	我慢できず，もう一度洗ってしまった。

　一方，毎月末，患者は1週間ほど自宅に帰り，自宅の日常生活におけるERPを行った。その際，患者が自宅から治療者にセルフモニタリングのファックスを送り，直後に電話をかけて治療者と結果について話し合うという方法を用いた。しかし，はじめのうちは外泊治療でのERPはなかなかうまくいかなかった。その理由として，もともと昼間ひとりで心細く余裕がない精神状態であったが，それに夫との関係悪化のストレスが加わったために，強迫症状に抵抗しようとする気持ちが弱くなり，容易に強迫症状の悪循環に陥っていることが考えられた。そこで，外来面接では，ERPの治療の話題以外に，夫との関わり方についてのアドバイスも行った。福祉ホームでの居心地のよさとのギャップもあり，入所が長期になったが，5カ月後くらいより，福祉ホームにおいても人間関係のストレスを感じ始めるようになった。すると，これまでとは逆に自宅の環境の方がましに感じられるようになった。そのころから外泊治療での成功体験が多くなり，「何とかやっていける自信がついた」と患者が述べたため，入所約7カ月後に退所して，月1回の外来通院になった。

　退所後しばらくは安定していたが，ストレスフルな出来事を契機に強迫症状が急激に悪化するエピソードが数回みられた。そのようなときに患者は筆者に

「洗濯がやめられなくて苦しい」と電話をかけてきた。そのたびに治療者は、「立て続けに失敗すると、もうだめだと思って気持ちが"弱気モード"になりさらに失敗を続けてしまう」ことを指摘し、「まず一回洗濯を成功させること！　そうすれば流れが変わる！」とプロ野球の連敗脱出を例に出して説明した。そして、子機の電話をつないだ状態で洗濯機を回すところまで患者に行ってもらい、「途中で何か汚いイメージが浮かんでもやり直さずにその洗濯物を干しましょう。干し終わったらまた電話をかけて下さい」と伝えた。干し終わったあとの電話では「久しぶりに成功してほっとしました。何とかなりそうです」と患者は述べ、次の日には調子を取り戻すことができた。その後、このような電話の活用、ストレスがかかったときの実家の活用、月1回の外来通院でのサポートなどによって2年以上調子が維持できている。

Ⅲ　考　察

1．うまくいっていない曝露反応妨害法に関する行動分析

　本症例は自宅である程度安定した日常生活を送れるようになるまでにかなりの年月を要した。これはひとりの状況でのERPが軌道に乗るまでに時間を要したからである。
　ここで全経過を通してみたERPに関わる患者の行動様式の特徴を列記する。
・不安を即座に下げるために「～だから大丈夫」という「頭の中での理由づけ」をすぐにしてしまう傾向が強い。
・身内に対しては、不安になったときに、大丈夫かどうか保証を求める確認行為をすぐにしてしまう傾向が強い。
・冷静なときは強迫症状の不合理性を十分理解できている。
・冷静なときでもひとりの状況では強迫衝動に抵抗する力は強くない。しかし、冷静な状態であれば強迫症状と戦える力はもっている。
・数回の強迫行為や生活上のストレスなどで弱気になると、強迫症状の不合理性についての理解がどこかに行ってしまい、容易に強迫行為の悪循環に陥ってしまう。
・一回失敗すると自信をなくしもう何をやってもだめだという気持ちになりやすい（全か無かの考え方のパターン）。
・不安が高く強迫衝動が強い状態であっても、それを放っておいて次の行動に

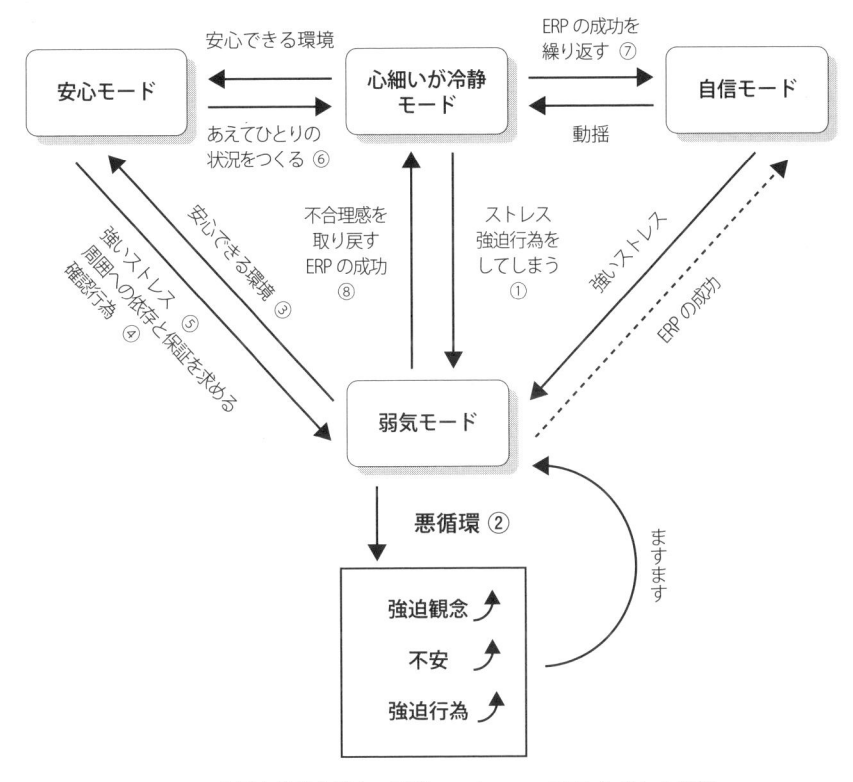

第8章　ひとりの場面における曝露反応妨害法がうまくいくための方策　105

図1　症例の精神状態と，環境，ストレス，ERPなどとの関係

移ることができればほとんどの場合不安は時間とともに下がっている。

これらをみると，患者のERPがなかなかうまくいかなかった主な要因としては，ひとりでERPが行える（すなわち，強迫症状と戦える）精神状態にもっていくまでが難しかったことと，「頭の中での理由づけ」によってhabituationの体験が得られなかったことの2つにまとめられる。

1）ひとりでERPを行うことが難しい（強迫症状と戦えない）精神状態

前述のまとめから，患者の精神状態は環境刺激やERPの失敗や成功の体験によって大きく変容し，また，変容した精神状態がその後のERPの成否に影響を与えていることが明らかになった。そこで，これらの行動分析を図1に示した。図1では説明しやすいように，自分の行動にまったく自信をなくしている状態を〈弱気モード〉，ひとりで心細く感じているがまだ冷静さが保たれて

いる状態を〈心細いが冷静モード〉、環境の変化により安定が保たれている状況を〈安心モード〉、治療の成功により自信がついた状態を〈自信モード〉と恣意的に名づけた。また、図の①〜⑧は以降の考察での説明の際に用いるので参照してほしい。

この患者の治療の難しさは容易に〈弱気モード〉なってしまうというところにあった。患者は、自宅ではなかなか〈心細いが冷静モード〉を維持できず、ちょっとした失敗（少し強迫行為をしてしまうことなど）や夫との軋轢によるストレスによってすぐに〈弱気モード〉になっていた（①）。この精神状態になるととてもひとりで強迫症状に抵抗することはできず、強迫行為を繰り返し（②）、その結果ますます自信をなくし〈弱気モード〉が維持されるという悪循環に陥っていた。

2）Habituation の体験を妨げる「頭の中での理由づけ」

本症例では、患者が「頭の中での理由づけ」によって不安を下げるために habituation の成功体験を妨げていた場面が多くみられていた。そのパターンの典型例を示すために、A病院での治療における患者の洗濯行為の行動分析を図2に示した。

図2のa）は入院前、自宅で洗濯がやめられなかった時期の行動分析であり、この時点で患者は ERP に関する知識もなく、強迫観念が浮かんで不安になると即座に強迫行為の洗濯を繰り返している。

入院治療中のb）では、ひとりで洗濯して汚れのイメージの強迫観念に直面して、その後洗濯を繰り返さずにすませているなど、一見曝露反応妨害法を行っているかのようにみえる。しかし、病棟の看護師の存在によって〈安心モード〉になっている（図1の③）ため全体の不安の程度が低くなっている。また、少し不安になったときでも「看護師がいるから大丈夫」という「頭の中での理由づけ」をほとんど自動的にしてしまうためにすぐに不安が下がっている。そのため habituation によって不安が下がるという治療の成功体験が得られていない。

転居後の外泊治療では強迫症状がかなり減っているが、c）のように、「新しいアパートだから大丈夫」という頭の中での理由づけによって意図的に不安を下げているところに問題があった。この「頭の中での理由づけ」によって外泊での生活がうまくいったために退院できているが、これも habituation によって不安が下がるという治療の成功体験が得られていない。退院後しばらくはこ

第8章 ひとりの場面における曝露反応妨害法がうまくいくための方策　107

図2　症例の洗濯行為に関する行動分析

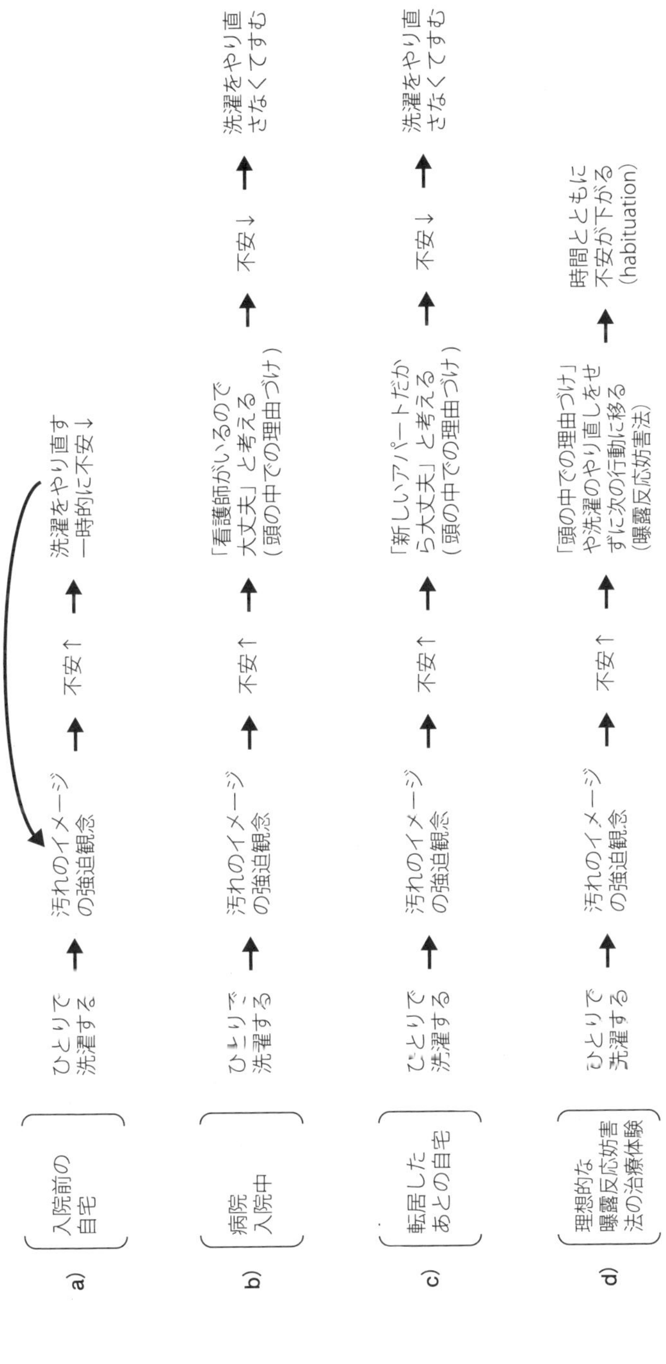

a) 入院前の自宅
ひとりで洗濯する → 汚れのイメージの強迫観念 → 不安↑ → 洗濯をやり直す → 一時的に不安↓

b) 病院入院中
ひとりで洗濯する → 汚れのイメージの強迫観念 → 不安↑ → 「看護師がいるので大丈夫」と考える（頭の中での理由づけ） → 不安↓ → 洗濯をやり直さなくてすむ

c) 転居したあとの自宅
ひとりで洗濯する → 汚れのイメージの強迫観念 → 不安↑ → 「新しいアパートだから大丈夫」と考える（頭の中での理由づけ） → 不安↓ → 洗濯をやり直さなくてすむ

d) 理想的な曝露反応妨害法の治療体験
ひとりで洗濯する → 汚れのイメージの強迫観念 → 不安↑ → 「頭の中での理由づけや洗濯のやり直しをせずに次の行動に移る（曝露反応妨害法）」 → 時間とともに不安が下がる（habituation）

の「新しいアパートだから大丈夫」という「頭の中での理由づけ」によって一時的に〈安心モード〉になったが，これは根拠のない単なるイメージに基づくものであったため必然的に長続きせず，結局a）の悪循環のパターンに戻っている。

これらのパターンの分析から，洗濯に関するERPがうまくいくためには，d）のように，患者が安心できる他者が周囲にいない状況（図1での〈心細いが冷静モード〉）で洗濯をし（図1の⑥），不安と強迫衝動が高まって葛藤状態になったときに，強迫行為や「頭の中での理由づけ」をせずに次の行動に移り，habituationによって不安が下がるという治療の成功体験を得ること（⑦）が不可欠であると考えられた。

さらに，全体の治療がうまくいくには，d）のような成功体験を日常生活のさまざまな場面で積み重ねていく必要があると考えられた。

2．曝露反応妨害法（ERP）の成功体験を得やすくするための工夫
1）精神状態をいったん〈安心モード〉にする環境の利用

この患者のERPが行いにくい要因のひとつは，Ⅲの1．-1）で述べたように，少しの失敗や生活のストレスによって容易に〈弱気モード〉になり（図1の①），〈弱気モード〉のままではひとりで強迫症状に抵抗することが困難なことであった。

こうした傾向が強い患者の治療を行う場合，はじめから外来で治療を行ってもうまくいかない可能性が高い。そこで，いったん実家に帰るとか，入院するなどの安心できる環境に身を置くことで精神状態を〈安心モード〉にすることは意味があると思われる（③）。症例において実家が長くなって症状が悪化したのは，しだいに家族への依存と保証を求める確認行為が増加し，その結果自分の行動に自信がなくなって〈弱気モード〉になってしまったためと考えられる（④）。

また，1回目の入院治療に関しては，いったん〈安心モード〉になって精神状態が安定したこと（③）は意味があったが，その後にひとりの状況をつくって〈心細いが冷静モード〉でのERPを試みることができなかった点が失敗の要因と考えられる。福祉ホームの環境も患者の精神状態をいったん〈安心モード〉にしたこと（③）では同様であるが，ひとりの状況を多く設定した点（⑥）が入院治療の場合とは異なっている。この環境によって患者は〈心細いが冷静

モード〉でのERPの成功体験を多く得ることができた（⑦）。

また，福祉ホームから自宅への外泊治療では，はじめの2カ月間うまくいかなかったが，その失敗の分析から，夫との軋轢によるストレス→〈弱気モード〉→強迫症状の悪化，という悪循環のパターンを明らかにすることができた（⑤，②）。それをもとに面接で夫との関わり方の指導をしたことや，福祉ホームの居心地が悪くなる幸運などによって相対的に自宅が以前よりもかなりましな環境になった。その結果，外泊治療を〈心細いが冷静モード〉の精神状態で行うことが可能となり（⑥），ERPの成功体験が多く得られるようになった（⑦）と考えられる。

2）ひとりの状況でのERPを成功させやすくするための工夫

(1) "治療場面"というキーワードの意識づけ

患者は，ひとりの状況では〈心細いが冷静モード〉にあるときでも強迫観念が浮かんで不安になると，強迫行為や「頭の中での理由づけ」をせずにすませる力が弱かった。そこで，治療者は，それらを行いたい葛藤状態にあるときを"治療場面"というキーワードとして説明し，「ここが"治療場面"だ」と自分に言い聞かせるように指導した。このキーワードの活用は，即座に不安を下げる目的の強迫行為や「頭の中での理由づけ」に移行しようとするのを食い止めて不合理感を呼び戻し，ERPへと進むことに弾みをつけることを意図したものである。

症例では，面接の中で「不潔に関する強迫観念が浮かんで不安が高まりすぐに強迫行為を行いたいときこそが重要な"治療場面"であり絶好の治療の機会です」と説明することで"治療場面"というキーワードを患者に常に意識してもらうようにした。また，外来診察場面でも，治療者が診察室にいる状況でトイレに行って手洗いを1分以内で終わらせて診察室に戻るというERPを行ってもらい，その直後に「ここが"治療場面"だ」と自分に言い聞かせるタイミングについて指導するような工夫をした。

(2) セルフモニタリングの活用

この治療では，日常生活の中での"治療場面"を患者がはっきり認識できることを目的にセルフモニタリングを用いた。症例でのセルフモニタリングの特徴は，日常生活の中で強迫観念が浮かんだ場面において強迫行為をしてしまったら「×」を，それを放っておいて次の行動に移れたら「○」をつけてもらうことで，何が成功体験であるかを明確にした点にある。この患者の場合，次の

行動に移れた後はほとんどの場合時間とともに不安が下がることがこれまでの経過で明らかにされていたので，放っておいて次の行動に移れるかどうかがクリティカルポイントといえた．したがって，あえてSUDによる評価よりも○×評価の方が治療のポイントを理解させやすいと考えられた．

さらに，「×」のところを重点治療課題としてあげて，ほぼ毎日結果をフィードバックすることによって，どの瞬間が治療のポイントであるのかを患者に深く理解させることができたといえる．また，治療者の何勝何敗という確率的な評価のしかたは，スポーツが好きな患者にとって理解しやすかっただけでなく，治療への気持ちが「全か無か」になることを防ぎ，うまくいかないことがあっても次をがんばればよいというように，治療への動機づけを高める効果があったと思われる．

(3) 電話やファックスの活用

曝露反応妨害法を自宅で成功しやすくするための手段として，電話やファックスが活用されることもある[3,4]．症例では外泊治療の際，患者にセルフモニタリングをファックスで送ってもらい，直後に電話でその結果について話し合うという方法を行った．夫との関係のストレスなどで〈弱気モード〉にあるとき（図1の⑤）はうまくいかなかったが，そこから脱すると福祉ホームでの生活と同様に（⑥），自宅での日常生活でも"治療場面"を意識したERPで成功体験を得ることが多くなり（⑦），自宅での生活への自信がついたといえる．

さらに，外泊治療で電話を活用した経験は，退所後の症状再燃時にも生かされることになった．患者はストレス状況で〈弱気モード〉になると強迫行為が止められなくなる傾向が強かったが，電話での介入によってひとつ治療が成功すると短期間で回復することができた（⑧）．これは，福祉ホームでの治療においてきちんとしたERPの成功体験を数多くした経験があったために，〈弱気モード〉から脱出する（⑧）というきっかけだけで，ひとりの状況でのERPが可能になった（⑦）と思われる．

3．曝露反応妨害法における2種類の「頭の中での理由づけ」について—"治療場面"との関連を含めて

本症例の，「看護師がいるから大丈夫」という「頭の中での理由づけ」は，治療の初期に一時的に精神状態を落ち着かせる目的としては意味がある．しかし，この理由づけは病棟でしか通用しないため，当然自宅での日常生活には般

第8章 ひとりの場面における曝露反応妨害法がうまくいくための方策　111

化しなかった。また，「新しくてきれいなアパートだから大丈夫」という理由づけも，一時的に安心して不安を下げることができたが，根拠のない単なるイメージに基づくため必然的にその効果は持続しなかった。このように，ほとんどの場合，不安を下げる目的での「頭の中での理由づけ」が長期的に有効であることはないと考えられる。

　一方，筆者は曝露反応妨害法の治療過程において，強迫観念の不合理性の判断のための「頭の中での理由づけ」をしばしば用いている。例えば，本症例では，「排水口やゴミ箱のイメージが浮かんだときは『ただのイメージだ』と自分に言い聞かせて手を洗わない」（例1）や，「手が玄関のたたきについたかもしれないと思ったときは『ついていてもよい』と言い聞かせて手を洗わない」（例2）などの治療課題における「ただのイメージだ」や「ついていてもよい」がそれにあたる。

　効果のある曝露反応妨害法を行うためには，患者が治療対象の強迫症状について「本当はこんなことを考えたり行ったりする必要がない」という不合理性を十分に理解していることが不可欠である。しかし，患者が冷静に話している診察場面とはうって変わって，日常生活場面で不安になると不合理性の理解の程度が大きく低下する（あるいは不合理感がどこかにふっとんでしまう）患者がいる。このような患者にとっては日常生活場面で出現する強迫観念を不合理であるとその場で判断できる基準のようなものが必要といえる。筆者は，前述の「ただのイメージだ」や「ついていてもよい」という理由づけを強迫観念が浮かんで不安になったときに自分自身に言い聞かせるよう患者に指導した。これらの理由づけの台詞は強迫観念の内容に応じて工夫した。例えば例1では不潔恐怖の対象が実際には汚れている可能性のない単なるイメージであるので「ただのイメージだ」と，例2では汚れている可能性はあるがたいしたことない汚れであるので「ついていてもよい」というように使い分けた。

　一方，不合理性を判断するための「頭の中での理由づけ」であっても，不安軽減のために掘り下げて考え込んで何度も繰り返してしまうと「頭の中での強迫行為」になってしまう。例えば，洗濯をしているときに排水口のイメージが浮かんできた際に，患者が「これはただのイメージだ」と自分に言い聞かせようとしたが不安と強迫衝動の葛藤に耐えられず，前に遡って「自分はずっとここにいて風呂場には行っていないはずだ。排水口に触っているはずがない。だからただのイメージだ」などを頭の中で反芻する場合がそれにあたる。「ここ

が"治療場面"だ」というキーワードを自分に言い聞かせる方法は，こうした葛藤状態に対しても有効であった。それによって，患者は気になっても放っておいて速やかに次の行動に移り，ERPの成功体験を得ることができるようになった。

Ⅳ　まとめ

患者がひとりの状況での曝露反応妨害法が行えるようになるための治療の進め方

　図3は，不安刺激状況に耐える力が弱い強迫性障害患者に対する曝露反応妨害法の進め方を〈病的ゾーン〉，〈治療的ゾーン〉と色分けして図示してまとめたものである。以下は図3のA〜Hを参照しながら読んでほしい。

　比較的生活の障害が少なく，不合理性の自覚が十分にあり，動機づけの高い患者では，強迫観念によって不安が高まった後にすぐに曝露反応妨害法（F）へ進むことができる。しかし，症例のような不合理性の理解が動揺しやすい患者の場合は，不合理性の判断のための「頭の中での理由づけ」（C）が必要であることが多い。それがないと強迫行為（A）や不安を即座に下げるための「頭の中での理由づけ」（B）の方向に走ってしまう恐れがある。（C）の後すぐに曝露反応妨害法（F）に進めることが理想的ではあるが，ほとんどの場合，不安が持続していて強迫行為の衝動が高まっている葛藤状態（D）になる。そこでも再び（A）や（B）に走る恐れがあったり，あるいは不合理性の判断のための「頭の中での理由づけ」（C）を不安軽減のために掘り下げて繰り返し考えてしまう恐れもある（G）。したがって，ここを曝露反応妨害法（F）に進めていくためには，何か強い推進力や弾みのようなものが必要となる。それが「ここが"治療場面"だ」というキーワードを自分に言い聞かせる方法（E）である。

　ここでは"治療場面"という言葉を用いたが，患者に応じて"正念場"，"勝負どころ"，"絶好のチャンス"，など気持ちが動きやすい表現を選ぶのがよいと思われる。大切なのは，（E）から（F）に速やかに進むことである。（E）で躊躇してしまうとこれもまた頭の中での強迫行為のようになってしまう（H）。（F）に進んで，患者が気になることを放っておいて次の行動に移り，時間とともに不安が下がるというhabituationの成功体験を得ることができれば，それをきっかけに以後の治療がさらに進みやすくなることが期待できると

第8章 ひとりの場面における曝露反応妨害法がうまくいくための方策　113

```
                    ┌──────┐
                    │強迫観念│
                    └──┬───┘
                       ▼
                   ┌──────┐
         ┌─────────│ 不安↑ │
         │         └──┬───┘
         ▼            ▼
   ┌─────────┐   ┌────────────────┐
   │(A) 強迫行為│   │(C) 不合理性の判断のための│◄──┐  ┌──────────┐
   └─────────┘   │  「頭の中での理由づけ」  │    │  │(G) 不安を下げる│
       ▲         └────────┬───────┘    │  │ ために掘り下げて│
       │                  ▼            │  │ 繰り返し考える │
   ┌─────────┐        ╱╲╱╲╱╲          │  │     ＝     │
   │(B) 不安を即座│      ╱ (D) 不安は持続 ╲        │  │  頭の中での  │
   │ に下げる  │◄────╲ 強迫行為の衝動↑ ╱────────┘  │   強迫行為   │
   │  ための  │      ╲  (葛藤状態) ╱           └──────────┘
   │「頭の中での│       ╲╱╲╱╲╱
   │ 理由づけ」 │          │
   └─────────┘          ▼
                   ┌────────────────┐
                   │(E)「ここが"治療場面だ"」│
                   │ と自分に言い聞かせる  │
   ┌──────────┐   └────────┬───────┘
   │(H) Fに進むの│           ▼
   │ を躊躇する │     ┌────────────────┐
   │    ＝    │╌╌╌╌│(F) 気になっても放っておいて│
   │  頭の中での │     │ すぐに次の行動に移る   │
   │ 強迫行為 的│     │   (曝露反応妨害法)    │
   └──────────┘   └────────────────┘

   〈病的ゾーン〉      〈治療的ゾーン〉       〈病的ゾーン〉
```

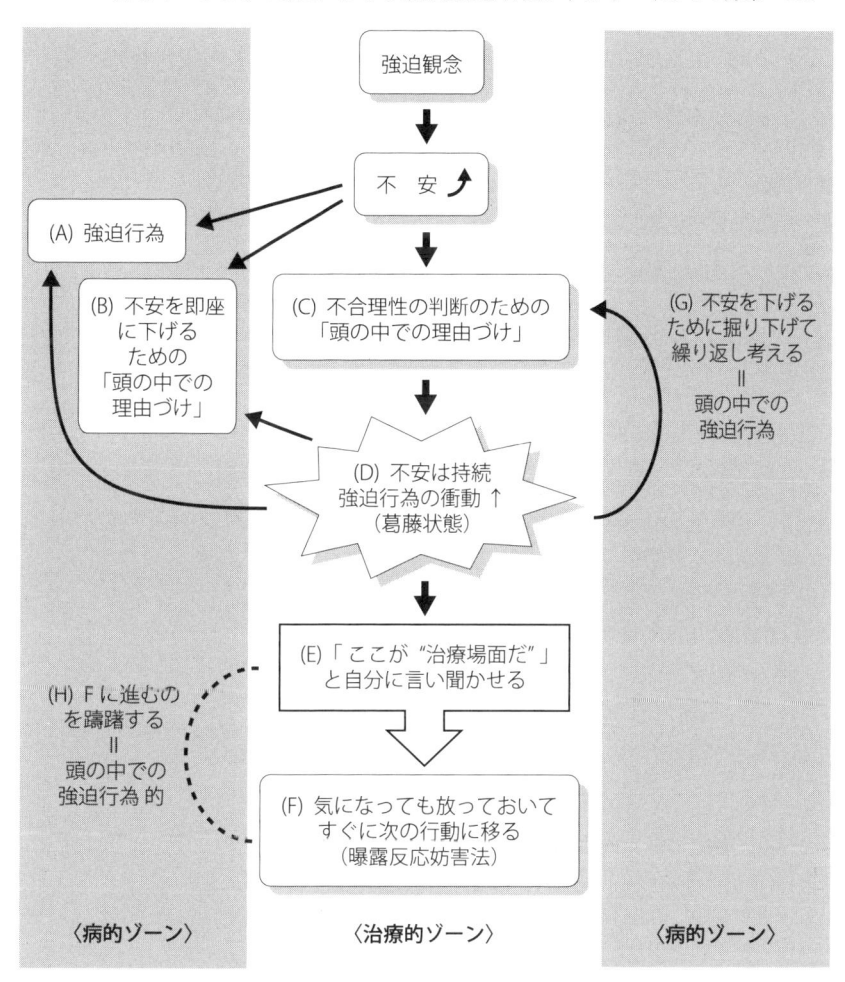

図3　曝露反応妨害法における「頭の中での理由づけ」と
　　　"治療場面"というキーワードの活用

筆者は考えている。

V　おわりに

　本稿では，なかなか曝露反応妨害法がうまくいかない強迫性障害の患者に対する行動分析と治療の工夫に関して，極めて詳細に記述することを試みた。複

雑な強迫性障害のケースを治療する際に，この症例の分析で用いた「精神状態のモード」,「頭の中での理由づけ」の分類,「"治療場面"というキーワード」,などの観点は役に立つのではないかと考えている。

参考文献

1) Emmelkamp PMG (1982) Phobic and Obsessive-compulsive Disorders; Theory, Research and Practice. New York: Plenum Press.
2) Foa EB (1986) Emotional processing of fear; Exposure to corrective information. Psychological Bulletin 99(1); 20-35.
3) 飯倉康郎 (2001) 他人が側にいる状況では症状が出にくかった強迫性障害患者の入院治療経過―頭の中の儀式行為への治療的介入の工夫．精神療法, 27(6); 653-661.
4) 飯倉康郎 (2003) 電話やコンピューターなどの情報機器の利用による行動療法のサポート．精神療法, 29(2); 157-166.
5) 飯倉康郎 (2002) 強迫性障害の行動療法―「不完全な曝露反応妨害法」への対応．精神療法, 28(5); 545-553.
6) Meyer V (1966) Modification of expectations in cases with obsessional rituals. Behav Res Ther 4; (273-280).
7) Rachman SJ, Hodgson RJ (1980) Obsessions and Compulsions. Prentice Hale.

| 第Ⅲ部 |

行動療法と薬物療法

第9章

強迫性障害の行動療法と薬物療法

I はじめに

　強迫性障害は，曝露反応妨害法を中心とした行動療法とセロトニン再取り込み阻害薬の開発により治癒しうる疾患となった。本稿では，強迫性障害の行動療法と薬物療法を概説し，これまでの知見について展望する。

II 行動療法と強迫性障害

1．行動療法による強迫性障害の捉え方と評価

　行動療法では，不適応的な行動は学習によって獲得，維持され，その変容は新たな学習によってなされるという考え方をする。強迫性障害の発現と維持に関する学習の理論の大略は，不安の古典的条件づけを中核とした不安の学習と，不安への学習された対処行動（オペラント条件づけ）として理論化されてきた。その対処行動としては，受動的回避行動や能動的回避行動（強迫的回避行為や強迫的儀式行為など）と理論化されている。発症に関しては不安学習状況が明らかでないために，必ずしも認められていないが，不安への対処行動としての回避行動により強迫症状が維持されるという機制については臨床研究で支持されている。

　行動療法では，強迫症状を，症状発現の引き金になる刺激（先行刺激），強迫観念，強迫行為，不安や不快感，強迫衝動などの構成要素に分けて，それぞれの機能的な関係を明らかにする研究がなされてきた。厳密には，強迫性障害には山上の機能分析による分類のような複数の機制のタイプがあるが[43]，強迫性障害の多数では，先行刺激が強迫観念を惹起し，その強迫観念により，不

安や不快感が増加し，その不安や不快感は強迫行為を行うことにより一時的に軽減されるという機能的な関係をもっていることが明らかにされている[35]。行動療法では，強迫症状の型により，強迫性障害を洗浄強迫，確認強迫，疑念強迫，緩慢／反復強迫，などに分類するが，前3者の型の多数がこの機制にあてはまる。

行動療法では治療の対象を具体的に明確に捉えたり，治療による変化を明らかにするために数量化を行う特徴がある。強迫性障害においても強迫症状の内容や程度に関する評価方法が開発されてきた。その中で，代表的なものにMaudsley Obsessional-Compulsive Inventory（MOCI）やCompulsive Activity Checklist（CAC）などの質問紙がある。MOCIは30項目の質問にあてはまるか否かを記入し，それをもとに強迫症状の程度を点数化するものであり，また，強迫症状を洗浄強迫，確認強迫，疑念／良心強迫，緩慢／反復強迫に分けて分類評価できる。CACは39項目の日常生活の行為（風呂に入る，歯を磨く，など）の困難度を0（問題なし）から3（極めて困難）の4段階で評価を行い，どの活動が強迫症状により障害されているかを把握する評価法である。さらに最近では薬物研究から開発されたYale-Brown Obsessive-Compulsive Scale（Y-BOCS）[14]を行動療法研究で用いることも多くなっている。これは，強迫観念，強迫行為それぞれについて，症状の時間や頻度や量，症状による苦痛の程度，症状による社会生活の障害の程度，症状への抵抗困難の程度，症状のコントロール困難の程度，の5項目を点数化して評価するものである。

2．行動療法による強迫性障害の治療
1）曝露反応妨害法の概念

行動療法による強迫性障害の治療には曝露反応妨害法という治療技法が中心として用いられる[5, 35]。曝露反応妨害法は，エキスポージャー法（曝露法）と反応妨害法を組み合わせて同時に用いる治療法である。それぞれについて説明すると，エキスポージャー法とは，不適応的な不安反応を引き起こす刺激に持続的に直面することにより，その不適応的な反応システムを軽減させる方法である[1]。これは，条件づけられた不安反応はそれを引き起こす刺激に持続的に直面することにより減弱されるという学習に関する研究の結果を臨床に応用したものである。図1[38]は，エキスポージャーの経過中における主観的な不安の程度（Subjective Unit of Disturbance；SUD）の変化を示したものである。

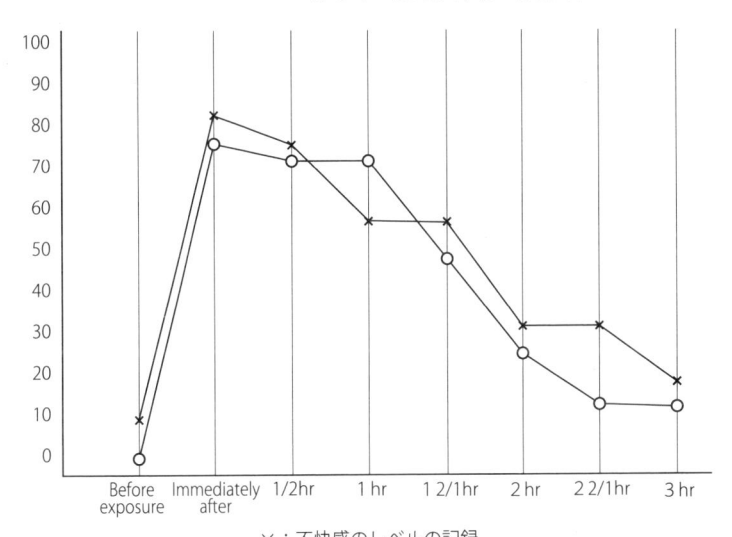

第9章　強迫性障害の行動療法と薬物療法　119

×：不快感のレベルの記録
○：強迫衝動（儀式行動をしたい気持ち）の強さの記録

図1　曝露反応妨害法のセッションでの不快感と強迫衝動の変化の記録例[38]

このようにエキスポージャーを開始した直後は一時的に不安が上昇するが，エキスポージャーを持続すると時間とともに不安は減少することが，臨床研究により明らかにされている。さらに，このエキスポージャーを繰り返すことにより，不安反応の強さも反復ごとに減少していくことが明らかにされている。

反応妨害法は，強迫観念により引き起こされる不安や不快感を一時的に軽減するための強迫行為を妨害する方法である。これも図1に示すように，強迫行為を行わない状態を持続すると，強迫行為を行いたい衝動（強迫衝動；compulsive urge）が時間とともに減弱するという臨床研究に基づいている[35]。この2つの治療法を同時に用いることが強迫性障害の治療効果をもっとも高めることが明らかにされ[11]，これらの方法を曝露反応妨害法と称するようになった。

要約すると，曝露反応妨害法とは，不安や不快感を引き起こす刺激状況に直面し，同時に強迫行為を行わないことを，不安や不快感が減弱するまで持続させる方法である。強迫性障害の多数では，強迫観念を引き起こす先行刺激がエキスポージャーの対象になり，強迫観念により起こる不安や不快感を軽減するための強迫行為が反応妨害の対象になる。

2）曝露反応妨害法のこれまでの研究

　Meyerらは，1966年に，不潔恐怖のために洗浄行為を繰り返す患者と，神を冒涜することを恐れて儀式行為を繰り返す患者それぞれに対して，強迫行為の妨害をしながら，長時間の実際の刺激状況へのエキスポージャーを行った[30]。これが曝露反応妨害法での最初の治療報告といわれている。さらに，彼は，1974年に，この方法による15例の治療研究で10例の顕著改善，5例の中等度改善，予後調査での2例の再発，という報告をした[31]。その後，この曝露反応妨害法の方法に関する研究が行われるようになり，その結果，次のようなことが明らかにされている。すなわち，エキスポージャーは，短時間よりも長時間の方がより有効であること[35]，イメージよりも実際の刺激によるエキスポージャーの方が効果がある場合が多いこと[22]，刺激状況を段階的に弱いところから強いところに上げていくエキスポージャーも有効であること[23]，エキスポージャー単独や反応妨害単独では効果は不十分であること[11]，自分で行う曝露反応妨害法も可能であること[4]，治療効果が持続すること[5,35]，などが明らかにされている。

　曝露反応妨害法の効果について，Steketeeは1990年に20研究をまとめているが[39]，これによる曝露反応妨害法の10～20回のセッション回数で60～90％の改善率を示している。また，Foaらは，複数の研究（合計200例以上）の曝露反応妨害法の治療結果をまとめ，治癒または顕著改善が51％，中等度改善が39％であることを報告している[15]。

3）曝露反応妨害法の実際

　筆者らが行っている強迫性障害の曝露反応妨害法は，表1のような流れで進めている。

(1) 強迫症状の具体的な内容や程度の評価と明確化

　強迫観念と強迫行為がどのような内容であるのか，それがどの程度であるのかを治療者，患者ともに具体的によく理解できるようにする。

(2) 強迫症状の引き金になっている刺激（先行刺激），強迫観念，不安や不快感，強迫衝動，強迫行為との機能的分析

　強迫症状の構成要素である，先行刺激，強迫観念，不安や不快感，強迫衝動，強迫行為などの機能的な関係を具体的に把握することで強迫症状の維持に関して治療者，患者ともによく理解できるようにする。

(3) 治療対象の明確化，治療法とその効果の機制の説明と動機づけ

表1　行動療法の曝露反応妨害法の実際

(1) 強迫症状の具体的な内容や程度の評価と明確化
(2) 強迫症状の引き金になっている刺激（先行刺激），強迫観念，不安や不快感，強迫衝動，強迫行為との機能的分析
(3) 治療対象の明確化
　　治療法とその効果の機制の説明と動機づけ
(4) 不安刺激状況のヒエラルキー（不安階層表）の作成
(5) ヒエラルキーに基づいた段階的な曝露反応妨害法の実施
(6) ホームワーク

　強迫症状のどこを治療の対象にするかを患者と一緒に検討し，明確にして，患者が治療の原理を理解できるようにする。そして，治療の具体的な方法とその効果，必要な患者の行動，治療中に起こりうることなどを説明する。このように患者の理解を十分に得るようにすることで治療を対象化し，充分に動機づける。

(4) 不安刺激状況のヒエラルキー（不安階層表）の作成

　エキスポージャーは患者がこれまで避けてきた対象に直面する治療法であるために，それができやすいように段階的に行う方法をとる必要がある。そうした治療を始める準備としてヒエラルキーの作成を行う。これは，エキスポージャーの対象を刺激価の低いものから高いものまで点数化して並べたもので，患者と治療者が共同で作成する。これをもとに段階的にエキスポージャーを進めていくことになるが，治療の途中で修正したり新しく付け加えたりすることが多い。

(5) ヒエラルキーに基づいた段階的な曝露反応妨害法の実施

　このヒエラルキーを使用して実際のエキスポージャーと反応妨害法を行う。治療の進め方は次のようである。

①治療者同伴で治療者がモデルを示しながら刺激状況へのエキスポージャー（例えば，不潔であると強迫的に自覚される対象を触る）。
②同時に，そこで起こる不安や不快感を下げるための回避行動（例えばものに触らない）や強迫行為（例えば強迫的な手洗い）の反応妨害を行う。
③この状態で不安や不快感や強迫衝動が時間とともに下がっていくことを患者に体験してもらう。その際，主観的な不安や不快感の程度を数値化した主観的不安評価尺度（SUD）を患者に評価してもらい，時間とともに不

安や不快感が下がることを実感してもらうことも多い。

こうした手続きをヒエラルキーの低いものから段階的に高いものへ上げて治療を進める。曝露反応妨害法では，患者がその不快感に対処できるかどうかを判断したり，対処しやすい方法を提示したりすることが必要である。特に反応妨害の進め方の詳細なところは患者の強迫行為や不安や不快感の程度，患者の置かれている治療環境などにより，実際にはさまざまに異なる。例えば症状がそれほど重症でない場合は言語による指導のみでの反応妨害が可能であるが，強迫行為が重症であり，患者自らのコントロールが困難な場合は治療者や看護スタッフによる持続観察と直接的な介入により強迫行為を妨害することもある。

(6) ホームワーク

診察中に行った曝露反応妨害法と同じ課題やその応用の課題を，患者がひとりでホームワークとして行う。これは，治療の効果を日常生活に般化するためや症状へのセルフコントロール力を高めるために行う。ホームワークを患者が実際に行うかどうかが治療の進み具合に影響するために，ホームワークの課題の出し方や内容には患者が行いやすいようにする留意と工夫が必要である。

4）曝露反応妨害法以外の行動療法

曝露反応妨害法が無効である場合や，曝露反応妨害法のみでは効果が十分でない場合は，行動療法の他の技法を用いたり曝露反応妨害法と併用して治療を行う。以下に用いられやすい行動療法の他の技法を2，3述べる。

(1) 思考中断法[1]

強迫観念が強い場合や疑念が主症状である患者の場合に用いられることがある。典型的には，まず，患者に対象となる思考が起こったら合図をしてもらい，それに合わせて治療者が大きな声で「ストップ」と言い，患者に同時に「ストップ」と発声させ，その思考を中断させることを試みる。徐々に治療者の発声を少なくして患者が自分だけで思考を中断できるようにする。患者の発声も徐々に内言語にしていく。この方法のみで治療ができる患者は多くはないが，著効例もある[42]。曝露反応妨害法と併用して用いることが多い。

(2) プロンプティング，モデリングなど

強迫性緩慢のような強迫性障害では，行動の発現や次の行動への移行に障害がある。このような場合，行動をさせやすくするために，次の行動への手がかり刺激を与えるプロンプティングという技法を用いることが多い[38, 40]。また，経過が長期にわたり強迫症状が習慣化すると，普通に行動するしかたがわから

なくなっていることもある。このような場合，治療者がモデルを示して患者に観察させたり模倣させたりして必要な行動を学習してもらう。そのためにモデリングやシェーピングなど，行動を形成する行動療法の技法が用いられることも多い。

(3) 認知療法

強い抑うつ状態や強迫症状の内容に関して妄想的に捉えている患者 (overvalued ideation) に対しては曝露反応妨害法の効果が得られにくいという報告がある[10]。Salkovskis らがこのような患者に対して認知療法が有効であったという報告を行った[36]。これを皮切りに強迫性障害の認知療法の研究がなされるようになった。James らのレビュー[18]によると，強迫性障害の認知療法は従来の認知修正法や思考中断法など強迫思考の修正に焦点をあてたものと，強迫症状に付随する抑うつ的な自動思考の修正に焦点をあてたものに分けられる。認知療法を受けた患者がより積極的に行動療法を受けるようになったという報告[36]や認知療法の一種である論理－情動療法 (rational emotive therapy) が曝露反応妨害法と同等の効果があったという報告[6]はあるものの，効果を否定する報告[7]もある。

5) 強迫性障害の行動療法の最近の研究

最近の研究では，主に行動療法を行いやすくする方法に関する研究が多い。

(1) 自己治療の方向

強迫性障害では一般向けの self help book が複数出版されている[12, 24, 38]。これらは，疾患の説明と経過と治療法を平易に記述しており，治療法は，ステップアップ式の曝露反応妨害法の治療プログラムが自分で行えるように記述されているので，それにしたがって自己治療ができるようにもなっている。これらの self help book は自己治療のためだけでなく，治療機関を受診する動機づけや集中的な治療を始める前の準備としても役立っていることがこれまでの研究で示されている[24]。

(2) 情報網の利用

最近ではインターネットや電話を使用した治療法研究も行われ始めた。前もって治療の手引き書を渡し，インターネットや電話回線を利用して曝露反応妨害法の治療課題を出し，患者がその課題を行うとそれが強化され次の課題に進むようなプログラムを組んで，患者の自己治療を援助している研究もある[27]。また，このような情報網を利用した治療的な関わりが治療機関への受診のきっか

(3) 治療への動機づけの技術の開発

曝露反応妨害法を中心とした行動療法は治療への動機づけをいかに行うかが重要であり，その技術の開発研究が行われている。筆者らは，強迫性障害の患者の疾患や治療の内容の理解を容易にすることで治療を行いやすくするために『強迫性障害の治療ガイド』を作成して使用している[17]。これを使用した患者の8割以上が理解や動機づけに役に立ったと回答している[16]。また，1990年代になって，それまで治療への動機づけが難しいといわれていた小児の強迫性障害の研究もみられるようになった。例えば，March のプログラムでは，強迫性障害にニックネームをつけて，それを敵として外在化させることで子どもに治療を理解させやすくして動機づけする工夫をしている[21]。

(4) 脳機能的画像研究との関連

近年では強迫性障害の行動療法の治療効果を脳の画像の変化で検証する研究が行われている。例えば，Schwartz は強迫性障害の患者の PET による脳画像解析で，行動療法を行う前には右側前頭前野眼高野，尾状核，視床の連動した機能亢進がみられたものが，行動療法の治療後には連動が消失し，特に尾状核の機能亢進が低下していると報告している[37]。筆者らもキセノン CT を用いて行動療法の治療効果と脳血流動態の変化の研究を行い，強迫性障害の患者の尾状核，両基底核の血流が行動療法による治療後に低下しているという結果を得ている[33]。

III 強迫性障害の薬物療法

1．セロトニン再取り込み阻害薬（Serotonin Reuptake Inhibitor；以下，SRI）

Clomipramine（以下，CMI）が強迫性障害にはじめて使用されたのは1960年代であるといわれているが，本格的に研究され始めたのは1980年代になってからである。プラセボや他のセロトニン系でない抗うつ薬（imipramine, desipramine など）との比較研究により，CMI が特異的に強迫性障害に有効であることが実証された[41]。また，1990年代になり選択的セロトニン再取り込み阻害薬（Selective Serotonin Reuptake Inhibitor；以下，SSRI）が開発されて，fluvoxamine, fluoxetine, sertraline などの効果の研究が行われている。これ

らのCMIを含めた4薬のこれまでの比較研究では,報告により異なるが,いずれの薬物も約6割前後が軽度以上の改善を示すという結果が得られている。総合的にみると薬剤間にほとんど差はないとみなされているが,CMIが他の3薬よりも強迫症状に関しては効果が高く逆に副作用の頻度も高いといわれている[9]。SRIの服用期間の研究では,CMI反応者の89%はプラセボに置き換えると再発したという報告[34]や,CMI反応者でCMIをdesipramineに置換した場合に9人中8人が再発したという報告[19]がある。すなわち,CMIの服用期間に関係なく服薬を中断すると,約9割は再発することが示されている。

2. SRIで効果が得られないときの薬剤

約12週の服用で効果がない場合,①別のSRIに変更したり,投与方法を変更したり,または,②SRIの効果を増強する薬剤(augment agent)を併用することがある。①に関してはCMI,fluoxetine無効の患者の19%でfluvoxamineが有効であったという報告がある[20]。また,経口CMIで効果が得られなかったり副作用のために服薬できない患者に対してCMIの点滴静注も試みられることがあり,強迫症状が軽減したという報告もある[8]。②に関しての評価は不安定である。Lithiumやbuspironeは効果がなかったと報告されている[14]。Clonazepamに関しては,SRIの効果を高めたという報告とそうでないものがある[14]。

一方,haloperidolやpimozideはチックを伴う場合や統合失調症型人格障害を伴う場合には効果があり,88%有効であったという報告もある[28]。トゥレット症候群に伴う強迫性障害に対して,fluvoxamineのみでは悪化し,haloperidolやpimozideのみではチックだけに効果があり,haloperidolやpimozideにfluvoxamineを組み合わせた場合にチックも強迫性障害も改善したという報告[3]がある。最近の研究では3例のfluvoxamineに無反応の患者にrisperidone 1mgを追加したところ43〜65%,Y-BOCSの値が下がったという報告もある[29]。今後の研究が待たれる。

IV 行動療法と薬物療法の併用,比較

1. 欧米での研究

SRIと行動療法の併用,比較研究では,Marksらによる,1980年[25],1988

```
                    ┌─────────────────────┐
                    │ ・Diagnosis is clear │
    ┌───────┐  ┌─────┐│ ・Patient is         │┌────┐ ┌──────────────┐
    │ Treat │◄─│ Yes │◄│  dysfunctional     │►│ No │►│ Do not treat │
    └───────┘  └─────┘│  and or in distress │└────┘ └──────────────┘
                    │  and demands         │
                    │  treatment          │
                    └─────────────────────┘
```

```
┌─────────────────────────────┐         ┌─────────────────────────────┐
│・Rituals are present         │         │・Patient is severely        │
│・Behavior therapy is available│        │  depressed                  │
│・Patient has drug allergy    │         │・Patient is purely obsessional│
│・Patient dislikes drugs      │         │・Patient refuses behavior   │
│・Drugs are ineffective       │         │  therapy                    │
│                             │         │・Behavior therapy is unavailable│
│                             │         │・Behavior therapy is ineffective│
└─────────────────────────────┘         └─────────────────────────────┘
```

```
┌──────────────┐   ┌──────────────────┐   ┌──────────────┐
│ Begin with   │   │    Combined      │   │    Begin     │
│ office-based │◄──┤ behavior therapy ├──►│pharmacotherapy│
│  behavior    │   │       and        │   │    with      │
│  therapy     │   │ pharmacotherapy  │   │ clomipramine │
│ (exposure    │   │(best in most cases)│ │              │
│ therapy and  │   │                  │   │              │
│  response    │   │                  │   │              │
│ prevention)  │   │                  │   │              │
└──────────────┘   └──────────────────┘   └──────────────┘
```

```
┌──────────────────┐        ┌──────────────────┐
│ Unsatisfactory   │        │ Satisfactory patient│
│ patient response:│        │ response: continue │
│    optimize      │        │    treatment       │
│   treatment      │        │                    │
└──────────────────┘        └──────────────────┘
```

```
┌─────────────────────────────────────┐   ┌───────────────────┐
│ Behavior therapy:  Pharmacotherapy: │   │ If treatment fails,│
│ ・Therapist       ・Check dose/      │──►│ rediagnose: consider│
│   assistance       duration         │   │ psychosuregery for │
│                   ・Augmentation     │   │ very severe disorder│
│                   ・Change agent     │   │                    │
└─────────────────────────────────────┘   └───────────────────┘
```

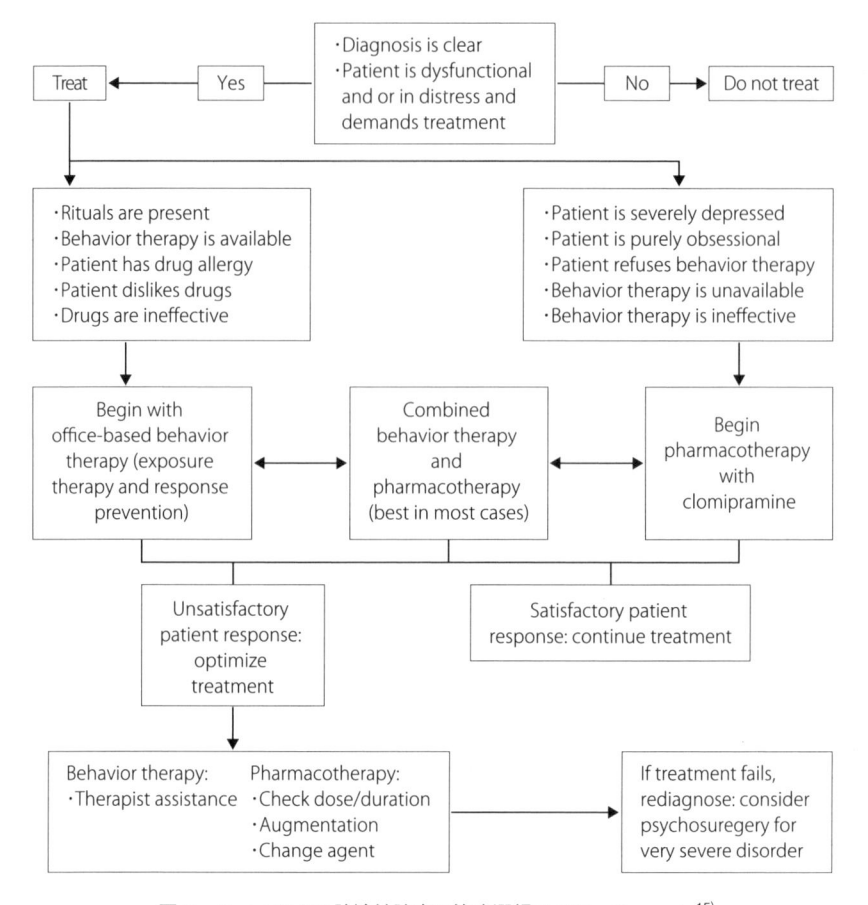

図2　Greist による強迫性障害の治療選択のフローチャート[15]

年[26]，1993年[2] の一連の比較研究が代表的であるので，それについて述べる．前2者では CMI を，最後者では fluvoxamine が用いられている．それぞれ，研究の方法は異なるが，概して，薬物単独群，薬物と曝露反応妨害法の併用群，曝露反応妨害法単独群，の3群の比較が行われている．これらの結果は，①SRI の強迫症状に対する効果は約2カ月で最大に達し，以後それ以上になることはない，②曝露反応妨害法と SRI の併用群では，治療の初期は曝露反応妨害法単独群よりも改善するが，長期的な結果は曝露反応妨害法単独群と同等になる，③SRI 単独群は薬物を中止すると約9割再発するが，曝露反応妨害法

単独群,曝露反応妨害法とSRIの併用群では再発しにくい,すなわち曝露反応妨害法はSRI中断後の再発を防ぐことができる,と要約される。

米国では強迫性障害の治療法の選択をガイドラインやフローチャートで示すことも行われている。図2はGreistによるフローチャートである[15]。

2. 筆者らの治療

筆者らは,強迫性障害の治療の際,多くの場合,行動療法にSRIを併用している。患者が薬物療法に同意すれば,初診時からSRIを少量より開始し副作用の様子を見ながら漸増する。その後,曝露反応妨害法の効果が十分に得られてからは,SRIを漸減していき,最終的に薬物を除去する。初診時から実際の曝露反応妨害法の開始までは前述の表1の(1)～(4)で示したような準備期間に1,2週間かけるが,その期間に約6割の患者が,軽度抑うつ感の改善,強迫症状の軽度改善を示している。これは,行動療法の前処置による効果にSRIの効果が相乗している可能性もありうる。SRIを用いない場合と比べると併用した方が曝露反応妨害法への導入がしやすくなっている印象がある。

また,以前に他病院でSRI充分量の単独の治療で効果がなかった場合でも,前述した筆者らの行動療法の枠組みの中でSRIを使用すると効果がある場合がある。薬物療法を行うときでも,行動療法の治療の枠組みの中での行動療法との併用が必要であると考えている。また,ベンゾジアゼピン系の薬物も,不安が過度になることを防いだり,曝露反応妨害法への予期不安を軽減する目的で短期的に使用することがある。

参考文献

1) Bellack AS, Hersen M (1985) Dictionary of Behavior Therapy Techniques. New York: Pergaman Press. 山上敏子監訳 (1987) 行動療法事典. 岩崎学術出版社.
2) Cottraux J, Mollard E, Marks I (1993) Exposure therapy, fluvoxamine, or combination treatment in obsessive-compulsive disorder: One-year follow up. Psychiatry Res 49; 63-75.
3) Delgado PL, Goodman WK, Price LH et al. (1990) Fluvoxamine/Pimozide treatment for concurrent Tourette's and obsessive-compulsive disorder. Br J Psychiatry 157; 762-765.
4) Emmelkamp PMG, Kraanen J (1977) Therapist controlled exposure in vivo versus self-controlled exposure in vivo: A comparison with obsessive-compulsive patients. Behav Res Ther 15; 491-495.
5) Emmelkamp PMG (1982) Phobic and Obsessive-Compulsive Disorders; Theory, Research and Practice. New York: Plenum Press.

6) Emmelkamp PMG, Been H (1991) Cognitive therapy with obsessive-compulsive disorder; A comparative evaluation. Behav Res Ther 29; 293-300.
7) Enright SJ (1991) Group treatment for obsessive-compulsive disorder: An evaluation. Behav Psychother 19; 183-192.
8) Fallon BA, Liebowitz MR, Campeas R et al. (1998) lntravenous clomipramine for obsessiveconlpulsive disorder refractory to oral clomipramine. Arch Gen Psychiatrv 55; 918-924.
9) Flament MF, Besserbe JC (1997) Pharmacologic treatment of obsessive-compulsive disorder: Comparative studies. J Clin Psychiatry 58(supp.12); 18-28.
10) Foa EB, Emmelkamp PMG (1983) Failures in Behavior Therapy. New York: John Wiley & Sons.
11) Foa EB, Steketee G, Graspar JB et al. (1984) Deliberate exposure and blocking of obsessive-compulsive rituals; Immediate and long-term effects. Behav Ther 15; 450-472.
12) Foa EB, Wilson R (1991) Stop Obsessing; How to Overcome Your Obsessions and Compulsions. New York: Bantam.
13) Goodman WK, Price LH, Delgado PL et al. (1989) The Yale-Brown Obsessive Compulsive Scale. Arch Gen Psychiatry 46; 1006-1016.
14) Goodman WK, McDougle CJ, Barr LC, et al. (1993) Biological approaches to treatment-resistant obsessive compulsive disorder. J Clin Psychiatry 54(supp16); 16-26.
15) Greist JH (1992) An integrated approach to treatment of obsessive compulsive disorder. J Clin Psychiatry 53; 38-41.
16) 飯倉康郎（1998）「強迫神経症治療の手引き」を利用した行動療法―アンケート調査の結果．日本行動療法学会第24回大会発表論文集，88-89.
17) 飯倉康郎（1999）強迫性障害の治療ガイド．二瓶社．
18) James IA, Blackburn IM (1995) Cognitive therapy with obsessive-compulsive disorder. Brit J Psychiatry 166; 444-450.
19) Leonard HL, Swedo SE, Lenane MC et al. (1991) A double-blind desipramine substitution during long-term clomipramine treatment in children and adolescents with obsessive-compulsive disorder. Arch Gen Psychiatry 48; 922-927.
20) Leonard HL (1997) New developments in the treatment of obsessive-compulsive disorder. J Clin Psychiatry 58(supp.14); 39-45.
21) March JS, Mulle K, Herbel B (1994) Behavioral psychotherapy for children and adolescents with obsessive-compulsive disorder; An open trial of a new protocol-driven treatment package. J Am Acad Child Adolesc Psychiatry 33(3); 333-341.
22) Marks TM, Boulougouris J, Marset P (1971) Flooding versus desensitization in the treatment of phobic patients. Br J Psychiatry 119; 353-375.
23) Marks IM, Hodgson R, Rachman S (1975) Treatment of chronic obsessive-compulsive neurosis by in vivo exposure. Br J Psychiatry 127; 349-364.
24) Marks IM (1978) Living with Fear. London: McGraw-Hill.
25) Marks IM, Stern RS, Mawson D et al. (1980) Clomipramine and exposure for obsessive-compulsive rituals. Br J Psychiatry 136; 1-25.
26) Marks IM, Lelliott P, Basoglu M et al. (1988) Clomipramine, self-exposure and therapist-aided exposure for obsessive-compulsive rituals. Br J Psychiatry 152; 522-534.

27) Marks IM, Shaw S, Parkin R (1998) Computer-aided treatment of mental health problems. Clin Psychology 5(2); 151-170.
28) McDougle CJ, Goodman WK, Price LH et al. (1990) Neuroleptic addition in fluvoxamine-refractory obsessive-compulsive disorder. Am J Psychiatry 147; 652-654.
29) McDougle CJ, Fleischmann RL, Epperson CN et al. (1997) Risperidone addition in fluvoxamine-refractory obsessive-compulsive disorder: three cases. J Clin Psychiatry 56(11); 526-528.
30) Meyer V (1966) Modification of expectations in cases with obsessional rituals. Behav Res Ther 4; 273-280.
31) Meyer V, Levy R, Schnurer A (1974) The behavioural treatment of obsessive-compulsive disorder. In Beech HR (ed.) Obsessional States. London: Methuen.
32) Nakagawa A, Ebihara R, Yoshizato C (1998) Using internet for education; Assessment and treatment of OCD. 28th Congress of the EABCT. Abstract; 76.
33) 中谷江利子, 小原葉子, 後藤晶子, 他 (1997)：強迫神経症における脳血流動態―キセノンCTを用いて. 国立肥前療養所臨床研究部研究業績年報, 10; 43-44.
34) PatoMT, Zohar-Kadouch R, Zohar J et al. (1988) Return of symptoms after discontinuation of clomipramine in patients with obsessive-compulsive disorder. Am J Psychiatry 145; 1521-1527.
35) Rachman SJ, Hodgson RJ (1980) Obsessions and Compulsions. New York: Prentice Hale.
36) Salkovskis PM, Warwick HM (1985) Cognitive therapy of obsessive compulsive disorder-treating treatment failures. Behav Psychother 13; 243-255.
37) Schwartz JM, Stoessel PW, Baxter LR et al. (1996) Systematic changes in cerebral glucose metabolic rate after successful behavior modification treatment of obsessive-compulsive disorder. Arch Gen Psychiatry 53; 109-113.
38) Silva P, Rachman S (1992) Obsessive-Compulsive Disorder : THE FACTS. London: Oxford univ. Press.
39) Steketee G (1990) Obsessive-compulsive disorder. In Bellack AS, Hersen M, Kazdin AE (ed.) International Handbook of Behavior Modification and Therapy. 2nd edition. New York: Plenum.
40) Takeuchi T, Nakagawa A, Harai H et al. (1997) Primary obsessional slowness; Long-term findings. Behav Res Ther 35(5); 445-449.
41) The Clomipramine Collaborative Study Group (1991) Clomipramine in the treatment of patients with obsessive-compulsive disorder. Arch Gen Psychiatry 48; 730-738.
42) Yamagami T (1971) The treatment of an obsession by thought stopping. Behav Ther Exp Psychiatry 2; 133-135.
43) 山上敏子 (1987) 強迫神経症の行動療法. 九州神経精神医学, 33(1); 1-7.

第10章

強迫性障害臨床における行動療法と薬物療法の"連動"

I　はじめに

　強迫性障害の治療研究は，1960年代後半からの曝露反応妨害法を中心とした行動療法と1980年代からのセロトニン再取り込み阻害薬（以下SRI）を中心とした薬物療法を両輪として発展してきた[11,13,17]。

　その経過の中で，行動療法と薬物療法に関して，SRI単独群，曝露反応妨害法単独群，さらに曝露反応妨害法とSRIの併用群の治療効果を比較する無作為割付比較試験（以下RCT）研究が行われてきた。これらの研究は，概して，治療期間，治療時間，薬物量の増減やプラセボの使用などをあらかじめ設定して，治療効果を経時的に評価していくという方法をとっている。これらの研究結果をまとめると，

①SRIの強迫症状に対する効果は約2，3カ月で最大に達し，以後それ以上になることはない。

②曝露反応妨害法とSRIの併用群では，治療の初期は曝露反応妨害法単独群よりも改善するが，長期的な結果は曝露反応妨害法単独群と同等になる。

③SRI単独群は薬物を中止すると再発することが多いが，曝露反応妨害法単独群，曝露反応妨害法とSRIの併用群では再発しにくい[1,3,9,10,15]。

というような結論が得られている。これらの研究結果はエビデンスとして十分に評価できると思われる。しかし，こうしたRCT研究では，治療技法や薬剤の選択が限定されていることや，行動療法と薬物療法がそれぞれ別の治療者によって"連動"されずに行われていることなど，治療の自由度が狭く，実際の臨床を反映していない点が多いことも否めない。

　一方，筆者ら，行動療法を行う精神科医は，実際の臨床において，曝露反応

妨害法のみではない行動療法とSRIのみではない薬物療法を，それぞれの特徴を生かす形で"連動"させながら用いてきた。そして，それらの"連動"のさせ方を工夫することによって，治療効率が上がったり，難渋している状況が改善されたりした例を多く経験してきた。これらを治療技術としてまとめることは非常に意義のあるものと思われるが，これまでそのような研究報告はほとんどみられていない。そこで，本稿では，行動療法と薬物療法を併用した強迫性障害の治療経過を3例詳細に呈示し，その中で，両者をどのように"連動"させているのか，また，それがどのような効果を生んでいるのかについて述べることにする。

II 症 例

1．症例1

【患者】48歳　男性　会社員

【主訴】自分自身の体が清潔かどうか気になる。

【生活歴ならびに現病歴】

幼少期から大学にかけて友人も多く楽しく過ごした。大卒後，営業の仕事に就き，25歳で結婚して3子をもうけた。そのころまでは仕事でも家庭でもまったく症状はなかった。X－1年頃から自分の便やおならに対して過敏になり，自宅で大便をした後に何度も紙でふかないと気がすまなくなった。その後，ふく回数が増えたのでウォシュレットを設置し必ず使用しないと気がすまなくなった。それだけでも安心できなくなり，大便のあとシャワーを浴びて薬用石鹸で洗わないと気がすまなくなった。出勤までの準備に長時間かかるようになり，また，会社で大便をしないように朝食と昼食を抜くようになった。生活に著しく支障をきたし，いらいらも強くなったので勧められてX年にA病院を初診した。

【初診時現症】

年齢相応のしっかりした身なりで，話にまとまりがあるが，やや気負った態度で表情は硬かった。強迫症状に関する不合理性は理解しているが「せざるを得ない，負けてしまっている」と話していた。

【治療経過】

初診時，病歴を聴取した後に，治療者は患者を強迫性障害と診断し，強迫症

状のしくみと行動療法について簡潔に説明した。その際,「あなたのようなタイプはがんばれば必ず治る」ことを強調した。それに対して,患者は理解を示し,治療への積極的な意志を示した。治療者は,SRIを同時に用いると特に初期の治療効果が増すという研究結果が出ていることを説明し,paroxetine 10mgを処方した。また,強迫性障害や行動療法に関する基本的な知識を提供するために『強迫性障害の治療ガイド』[4] を購入してもらい,次回までに読んでくることを治療課題とした。はじめは2週間ごとの外来通院とした。

　第2セッションで患者は「かなり気分が楽になった。自分で朝の準備の時間や強迫行為の回数を少なくするようにして約半分になった」と述べた。また,表情が初回よりもかなり柔らかくなっていた。副作用はほとんどなく,paroxetineを20mgに増量した。第3セッションで,気分はさらに楽になり,行動療法への意欲が高まったため,①大便の後のシャワーをやめる,②昼食を食べる,③腰を浮かさずに椅子にしっかり深く座りお尻をしっかり椅子につける,という曝露反応妨害法の治療課題を出し,paroxetineを30mgに増量した。第4セッションでは,「治療課題がすべてできて気分がゆったりするようになった」と患者は述べた。Paroxetineはしばらく30mgで維持し,ウォシュレットを使わないという新たな治療課題を出した。第6セッションでは,ほとんどウォシュレットを使わずにすむようになり,ウォシュレットがないところへも自信をもって行くことができるようになり行動範囲が広がった。家庭や職場でもほとんど生活に支障がなくなったため,セッション間隔を広げていった。

　初診から7カ月後より,paroxetineを漸減し,2カ月間で中止したが,症状の再燃がなかったため,さらに2カ月後,患者の希望もあり治療をいったん終結した。治療終結後,1年ほどして会社の経営状態の悪化によるストレスを契機に強迫症状が再燃した。以前のように自分で行動療法を行う意欲がわかなかったため,paroxetine 20mgを再開したところ,2週間ほどで意欲を取り戻し,再びセルフコントロールによる行動療法が可能になり安定した。本症例の薬物療法と行動療法の流れをまとめると図1のようになる。

2. 症例2

【患者】32歳　女性　主婦
【主訴】一日中確認してしまうので疲れる。

第10章　強迫性障害臨床における行動療法と薬物療法の"連動"　133

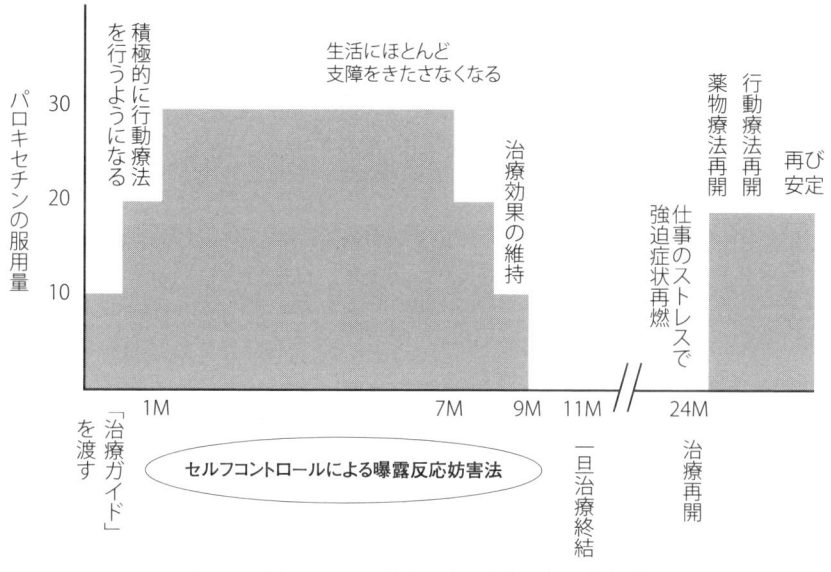

```
パ  30 ┤ ┌──┐ ┌──────────────┐              ┌──┐
ロ     │ │  │ │              │              │  │ 再
キ     │ │  │ │              │       薬行   │  │ び
セ  20 ┤ │  └─┤              │       物動   │  │ 安
チ     │ │    │              │       療療   │  │ 定
ン     │ │積  │   生活にほとんど              │       法法   │  │
の     │ │極  │   支障をきたさなくなる         │  治   再再   │  │
服  10 ┤ └┤的  │              │  療   開開   │  │
用     │  │に行 │              │  効         │  │
量     │  │動  │              │  果   仕強   │  │
       │  │療  │              │  の   事迫   │  │
       │  │法  │              │  維   の症   │  │
       │  │を  │              │  持   ス状   │  │
       │  │行  │              │       ト再   │  │
       │  │う  │              │       レ燃   │  │
       │  │よ  │              │       スで   │  │
       │  │う  │              │              │
       │  │に  │              │              │
       │  │な  │              │              │
       │  │る  │              │              │
       └──┴────┴──────────────┴──────//──────┴──┴──
          1M        7M  9M   11M          24M
「治療ガイド」を渡す    セルフコントロールによる曝露反応妨害法    一旦治療終結    治療再開
```

図1　症例1における行動療法と薬物療法の"連動"

【生活歴ならびに現病歴】

　小，中，高校と友人が多く，楽しく過ごした。高卒後，事務職を10年間勤め，X－4年結婚後退職した。X－3年第1子の子育てを始めたころから忘れ物をしてないか確かめる行為が出現した。その後，ホッチキスの芯などの小さな金属を子どもが口に入れていないかどうか気にするようになり，だんだん確認行為がエスカレートした。ごみを捨てる際も，危険なものがないか，なくなっているものがないかなど気にして1時間以上かかるようになった。また，外出するのに確認のため30分以上かかるようになった。部屋のものの位置が動いていると気になってしようがなく，もとの位置に戻す行為を繰り返し疲労困憊した。子どもに危険がおよぶかもしれないという考えは広がり，お金，針，画鋲，電池，ペン，ストローなどを触ることができなくなった。一日中確認行為に支配されて食事は夕食1回，睡眠は2，3時間しかとれなくなった。そこで，X－1年より実家で生活することになった。近医を受診し薬物を処方されるも，確認行為のため定期的な服薬ができず，症状はさらに悪化した。自分で行う確認行為に加え，家族への保証の要求が増え家族も疲弊したため，X年A病院を初診し任意入院となった。

【治療経過】

　治療経過の概略：入院時，患者は非常に不安が強く，まったくひとりでは行動できなかった。まず，治療者は，患者が食事，入浴，トイレ，服薬など必須の日常生活行為を行う際に，必ず看護師が付き添って「大丈夫」と保証するようにした。それによって患者は基本的な病棟生活を送れるようになり，徐々に病棟や看護師に安心感をもてるようになった。そこで，曝露反応妨害法への導入が可能になった。治療の対象は，概して，①トイレ，入浴，食事，服薬，着替えなどの基本的な日常生活行為，②買い物，ものを捨てる，などの生活行為，③危険物（針，画鋲，クリップ，磁石，電池）を触る行為，④外泊における自宅での日常生活行為，のような順番でレベルアップしながら取り上げられた。その際，それぞれの対象について，治療者とのセッション→看護師とのセッション→患者ひとりでの治療課題の実行，という流れで治療は進められた。患者は入院約1年後，子どもの幼稚園入園を契機に退院することができた。外来治療では，ホームワークによる曝露反応妨害法を行い，さらにレベルアップして生活しやすくなった。

　この治療経過における薬物療法と，予定外の強い不安状態への対処についてピックアップして述べる。

　薬物療法（処方，服薬行動など）について：薬物療法は前医処方を踏襲し，fluvoxamine 150mg, bromazepam 5mg としたが，きちんと服薬できていなかったため，服薬行動を行動療法の治療の対象として取り上げた。入院当初は服薬時に看護師がそばについて「大丈夫」と保証しながら，プロンプティング，モデリング，強化法などを併用して短時間で服薬できる行動を形成した。それが定着し，患者に少し余裕が出てきてから服薬行動の曝露反応妨害法へと進めていった。はじめは看護師付き添いによる曝露反応妨害法を行った。その際，看護師は患者に対して，"躊躇しているときに服薬を促す"，"保証を求めたときに「それは確認ですね。それを止めていくのが治療ですよ」と穏和に返答する"，"服薬した後，「すぐにその場から離れましょう」と促す"，などのサポートをした。回数を重ねるにつれて患者は看護師の関わりが少なくても自信をもって服薬できるようになった。その時点で，患者のセルフコントロールによる曝露反応妨害法へと進めた。その結果，患者は，ひとりで速やかに確認行為をせずに服薬ができるようになった。また，服薬行動の曝露反応妨害法が成功したことで，他の曝露反応妨害法の治療課題も進めやすくなった。

薬物処方は，入院中は同処方を継続し，退院後，外来で患者が安定してきたため，fluvoxamineとbromazepamを漸減中止したが，1年ほどは薬物中止の影響はみられなかった。しかし，インフルエンザ罹患を契機に抑うつ状態となり，強迫症状も悪化した。その際，患者には曝露反応妨害法を行う意欲がみられなかったため，まず，fluvoxamine 50mgを再開した。その後2週間ほどで抑うつ状態が改善すると，治療意欲が戻って再び曝露反応妨害法を行えるようになり，強迫症状も軽快した。以後は，fluvoxamine 50mgで維持し，外来での行動療法も継続的に行うことができている。

　予定外の強い不安状態への対処：入院生活の中で，患者が予定外に注射器などの不安を惹起させる対象に曝露してしまい，急激に不安になるというエピソードが数回起こった。ある早朝にはじめてそうしたエピソードが起こった際，患者は「頭が真っ白。何とかしてほしい」と激しく動揺して不安を訴えた。治療者が不在の時間帯であったため，看護師は頓服薬として処方されていたbromazepam 5mgを服用させてしばらく患者のそばにつき，「大丈夫」と繰り返し保証した。その後，患者の不安は軽減した。治療者は面接時にそのエピソードについて，「不安が下がったのは薬の力だけではなく，患者自身に時間とともに不安を下げる力がある」ことを強調した。

　次に治療者がいる時間帯に同様のエピソードが起こったが，その際治療者は薬を用いずに患者と面接してみた。その面接の中で，「頭が真っ白」というのが時間とともに必ず軽くなっていくことを強調し，その場で「頭が真っ白」の程度を数分ごとにモニタリングしてもらった。その結果，実際に時間の経過とともに「頭が真っ白」の程度（すなわち不安）が下がることを患者に体験させることができた。予定外の強い不安状態はその後も数回起こり，頓服薬も時々用いたが，上記のような面接を繰り返すことで，最終的に患者は多少不安になっても頓服薬を用いずに不安に対処できるようになった。

3．症例3
【患者】25歳　男性　大学院生
【主訴】動作を何度も繰り返してしまう。細かいことを何度も考えてしまう。
【生活歴ならびに現病歴】
高校まで特に大きな問題なく経過し，進学校を卒業後，1年浪人した。そのときに，「大学に通るのならお父さんは死んでもよい」「テストの点がよくなる

なら姉が就職できなくてもよい」などの"願"をかけるようになった。希望の大学に通ったあと,「本当にお父さんが死ぬのではないか」と一時的に不安になることはあったが,その後不安は消失した。大学1年のときに彼女ができたが,ある日「試験に通るためなら彼女にふられてもよい」という"願"をかけたところ,数カ月後本当に彼女にふられてしまった。それ以来,「Aを実現するためにはBを犠牲にしてもよい」という"願"をかけたときの,Bが本当に起こるのではないかと心配になり,それを考えた場所に戻って打ち消し行為をすることを繰り返すようになった。さらに,「自分や自分の家族が将来〜になってしまう」などの"願"に関係のない嫌な考えもしばしば頭に浮かんできて,その都度打ち消さないと気がすまないようになった。なんとか大学は卒業して大学院に入るが,一日中嫌な考えの強迫観念とその打ち消し行為に支配され,通学できなくなった。睡眠,食事にも著しく支障をきたし,X年,大学の近くのクリニックに通院し,薬物を処方されるも服用できずに症状が悪化し帰郷。そこでA病院を初診した。

【初診時精神現症】

無精ひげをはやしており,硬い表情で抑揚のないしゃべり方をしていた。嫌な考えが頭に浮かんだときに,それを打ち消さないと本当にそれが起こるのではないかと強く心配していた。考えが浮かんだ状況に戻って「関係ない」と頭の中で唱えて打ち消すという儀式行為を納得するまで繰り返していた。例えば,喫煙中に嫌な考えが起こると,もう一度タバコを吸いながら考えを打ち消すことを試み,それがうまくいかないと納得するまで一晩中タバコを吸い続けたり,根元まで吸って指を火傷することもあった。また,外出先で嫌な考えが浮かぶと,そこで打ち消しの儀式行為をして納得するまで帰れないこともしばしばあった。治療者が,このような症状をばかばかしいと思うかと尋ねた際,患者は「そうは思わない」と述べていた。

【治療経過】

当初,統合失調症の可能性も考えられたが,本人のSSRIを試みてほしいという希望もあり,risperidoneにfluvoxamineを徐々に重ねて漸増していく方針とした。しかし,患者が服薬する際に嫌な考えの強迫観念が浮かんで,その考えを打ち消すために服薬をやり直し,その結果,過量服薬をしてしまっていることが明らかになった。そこで,治療者は患者と話し合い,服薬行動に関して,「服薬時に嫌な考えが浮かんでも絶対に繰り返さない」という曝露

反応妨害法の治療課題を出した。その際，これができないと過量服薬になるので非常に危険であることを強調した。また，同時に，睡眠確保と火傷の防止などのために，禁煙の治療課題も出した。これらは患者にとって非常に説得力があり，また，家族の強いサポートもあったため，患者は実行することができた。薬物療法は，最高量 fluvoxamine 250mg，risperidone 3mg で劇的に強迫症状が軽減し，強迫症状に関する不合理性の理解も深まった。以後「（外出など）避けていた行為を行い，気になる考えが浮かんでもやり直さずに次の行動に移る」という日常生活における曝露反応妨害法も積極的に行うようになった。初診後半年で大学院に復帰し卒業して，就職もできた。その後も安定した状態が続き，本人の希望により薬物を漸減，中止したが，2年以上調子は維持できている。

III 考 察

強迫性障害臨床における行動療法と薬物治療の"連動"に関して，以下3つのテーマに分けて述べる。

1．治療への動機づけに関して

曝露反応妨害法を中心とした行動療法を効果的に行うには，患者の治療への動機づけを高めることが不可欠である[6,16]。症例1で治療初期に患者の行動療法への動機づけが高まったのは，初診時の治療者の説明やガイドブックによって疾患や治療法についての理解が深まったことの効果が大きいと思われる。しかし，治療の進み方の速さや患者の表情の明るさの変化などから判断すると，paroxetine の効果も少なくないという印象を筆者はもっている。

SRIと行動療法を併用するとなぜ治療初期の効果が高いのかについて，これまでSRIの抗強迫作用によるものか，抗うつ作用によるのかという議論があった。Foaら[2]は，SRIの代わりに抗強迫効果のない imipramine を用いて比較試験を行い，抗うつ効果によって行動療法の効果は増幅されないと結論している。しかし，この研究では行動療法と薬物療法をそれぞれ別の治療者が"連動"させることなく行っているなど，臨床に即していないことは明らかである。実際の臨床で行動療法を行うときは，患者の気分や意欲を十分に把握して，それに合わせて治療課題の内容や強度を調節することがよく行われる[14]。その際に

SRI だけでなく，それ以外の抗うつ効果をもつ薬物を用いることで患者の治療への動機づけが高まり治療が進みやすくなることもよくある[12]。例えば，筆者は，重度の強迫症状のために抑うつ的になり，かつ食欲も著しく低下している患者の場合などには，吐き気の副作用のある SSRI ではなく sulpiride を先に用いることがある。それによって食欲と抑うつが軽快することで行動療法や SRI への導入がスムースになることもよく経験している。

また，薬物を漸減中止して安定していたケースにおいて，生活上の大きな変化やストレスフルな出来事などを契機に一時的に強迫症状が再燃し，抑うつや強い不安のために行動療法をすぐに再開しにくいことがある。その際，以前使用した薬物の服用再開が有効であることが多い。症例1は，不況による職場のストレスが，症例2では，インフルエンザの罹患が契機になって症状が再燃しているが，どちらも以前用いた SSRI を少量用いることで抑うつが軽快し，意欲も回復して行動療法を再開することができている。

2．治療をドロップアウトさせずに継続させる手段に関して

重症患者の入院治療の場合，本格的な曝露反応妨害法に導入するには，治療の初期にできるだけ症状が出現しにくい環境を整えて，とりあえず患者が安心して病棟生活を送れるようにすることが不可欠である[5]。行動範囲を狭くして刺激を少なくしたり，看護師が患者の確認行為に対して保証したりする方法がとられるが，それに加えて抗不安薬によって全体的な不安レベルを下げる方法もしばしば用いられる。抗不安薬は曝露法の効果を隠蔽するといわれている[8]が，漫然と用いずに治療初期の強い不安の軽減という目的を明確にしていれば有効な手段と思われる。

症例2でも，初期は fluvoxamine と bromazepam を併用している。また，bromazepam は予定外の強い不安が起こったときの頓服薬としても処方されている。入院治療では初期に患者が非常に強い不安を体験してしまうと入院治療自体が怖くなり退院に至ることもある。症例2では，主治医不在時の予定外の強い不安状態の際に bromazepam 頓服と看護師のサポートでその場の不安を軽減できている。これによって，治療初期のドロップアウトを防いだ意義は大きいと思われる。一方治療者は，面接にて「不安が下がったのは薬だけの力ではなく，患者自身に時間とともに不安を下げる力がある」と強調しているが，それは，今後不安になるたびにすぐに不安時の頓服薬に安易に依存することを

防ぐことが目的である。実際に，次のステップで，頓服薬を用いなくても不安が下がった体験をさせることに成功して，最終的に頓服薬を使わずにすませることができている。

　重症の強迫性障害には，衝動性の高い患者も少なくない。一時的に他者に対して被害的になって興奮し，暴言や器物破損などを引き起こすようなケースでは，risperidone 頓服や haloperidol 筋注などを用いることがある。筆者の経験ではそのような場合には抗不安薬よりも抗精神病薬の方が有効であることが多い。患者が入院を継続できるには，被害をできるだけ速やかにかつ最小限に抑えることが重要である。こうした薬物治療もドロップアウトを防ぐ意義が大きいといえよう。さらに，興奮が治まった後に，どのような考えの流れで興奮に至ったかを患者と一緒に振り返って分析することは今後に役立つ。このような興奮しやすさのパターンを知ることで治療が脇道に逸れにくくなることも少なくない[6]。

3．安定した服薬行動の確立に関して

　重症の強迫性障害には服薬するという行為が強迫症状によって困難になっているケースもある。このような場合，安定した服薬行動の確立が治療に大きな影響を与えることが多い。症例2では，入院当初，看護師が服薬の際に患者のそばについて，「大丈夫」と保証しながら，プロンプティング，モデリング，強化法などを併用して短時間で服薬できる行動を形成した。次の段階では，服薬行動に関する曝露反応妨害法を看護師付き添いで実践し，最終的に，患者がひとりで確認行為をせずに服薬するというセルフコントロールによる曝露反応妨害法へと発展させた。この服薬行動の治療は目的の薬物量の摂取が可能になっただけでなく，服薬行動を対象とした曝露反応妨害法の成功体験が得られたという効果も大きい。それを基礎に他のレベルの高い治療対象への取り組みも行いやすくなったと考えられる。症例3では，強迫症状によって服薬行為を繰り返してしまい過量服薬になるという問題があったが，外来治療であるために，症例2のような段階的な服薬行動の治療を行うことが困難であった。この場面では，治療者と家族が必死にその危険性を強調することで，「服薬行為を繰り返したい衝動が起こっても絶対に繰り返さない」という曝露反応妨害法が可能になった。このケースでは，薬物の効果も非常に大きかったために，相乗効果となり急激に治療が進んだといえる。

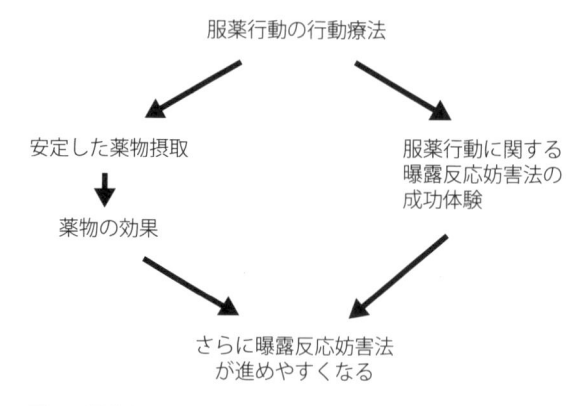

図2 服薬行動の治療における行動療法と薬物療法の"連動"

　これらをまとめると，図2のようになる。すなわち，服薬行動の行動療法（服薬行動の形成〜曝露反応妨害法）をすることで，安定した服薬量が摂取できて薬物の効果が得られる一方，服薬行動に関する曝露反応妨害法の成功体験が強化子となって，さらに高いレベルの曝露反応妨害法が進めやすくなるという好循環を生んだといえる。

IV　おわりに

　本稿では，強迫性障害の実際の臨床において，行動療法と薬物治療がどのように"連動"されているのかを，個々の症例の詳細な記述と分析を通して説明した。強迫性障害の治療に積極的に関わっている治療者にいくらかでも参考になれば幸いである。
　一方，現在強迫性障害の治療を行っている精神科医の多くは行動療法に関して詳しくないのが実状であろう。そうした治療者のほとんどは薬物療法中心の短時間診療をしていると思われる。筆者は，たとえ薬物療法中心であっても，患者に基本的な行動療法の知識をガイドブックやハンドアウトなどによって提供することは非常に意義があると考えている。例えば，行動分析がわかると，患者は自らの強迫症状の悪循環のパターンや不合理性について理解できるようになる。そうなると，薬物療法が症状のどこの部分に効いているのかを実感しやすくなり，服薬のアドヒアランスも高まるのではないかと思われる。また，

治療者が診察で曝露反応妨害法を行う余裕がない場合でも，患者がその治療法に関する知識を得ると，患者はいくらかでも強迫症状に抵抗しようとする姿勢をもち，その姿勢が治療効果を増幅することも十分ありうると思われる。このように，薬物療法中心の治療であっても，行動療法に関する知識の提供を"連動"させることによって治療効果が大きく変わるのではないかと筆者は考えている。

参考文献

1) Cottraux J, Mollard E, Marks I (1993) Exposure therapy, fluvoxamine, or combination treatment in obsessive-compulsive disorder: One-year follow up. Psychiatry Research 49; 63-75.
2) Foa EB, Kozak MJ, Steketee GS et al. (1992) Treatment of depressive and obsessive-compulsive symptoms in OCD by imipramine and behavior therapy. Br J Clin Psychol 31(Pt 3); 279-292.
3) Foa EB, Liebowitz MR, Kozak MJ et al. (2005) Randomized, placebo-controlled trial of exposure and ritual prevention, clomipramine, and their combination in the treatment of obsessive-compulsive disorder. Am J Psychiatry 162(1); 151-161.
4) 飯倉康郎 (1999) 強迫性障害の治療ガイド．二瓶社．
5) Iikura Y (2004) Acceptability of inpatient behavior therapy for severe obsessive-compulsive disorder. World Congress of Behavioral and Cognitive Therapies 2004, Abstract; 91.
6) 飯倉康郎 (2005) 行動療法概論．In 飯倉康郎 (編著) 強迫性障害の行動療法．金剛出版, pp9-36.
7) 飯倉康郎 (2005) 強迫性障害の入院治療．In 飯倉康郎 (編著) 強迫性障害の行動療法．金剛出版, pp132-175.
8) Marks IM (1983) Comparative studies on benzodiazepines and psychotherapies. Encepal.9(4supp. 2); 23-30.
9) Marks IM, Lelliott P, Basoglu M et al. (1988) Clomipramine, self-exposure and therapist-aided exposure for obsessive-compulsive rituals. Brit J Psychiat 152; 522-534.
10) Marks IM, Stern RS, Mawson D et al. (1980) Clomipramine and exposure for obsessive-compulsive rituals. Brit J Psychiat 136; 1-25.
11) Meyer V (1966) Modification of expectations in cases with obsessional rituals. Behav Res Ther 4; 273-280.
12) 森山民穂 (2005) 症例3 確認強迫．In 飯倉康郎 (編著) 強迫性障害の行動療法．金剛出版, pp216-223.
13) Rachman SJ, Hodgson RJ (1980) Obsessions and Compulsions. New York: Prentice Hale.
14) 芝田寿美男 (2002) 自傷行為と被害妄想を呈した強迫性障害の1治療例．In OCD研究会 (編) 強迫性障害の研究3．星和書店, pp81-86.
15) Simpson HB, Liebowitz MR, Foa EB et al. (2004) Post-treatment effects of exposure

therapy and clomipramine in obsessive-compulsive disorder. Depress Anxiety 19(4); 225-233.
16) 山上敏子（2005）強迫性障害の行動療法における"動機づけ". In 飯倉康郎（編著）強迫性障害の行動療法. 金剛出版, pp239-251.
17) Zohar J（1999）Obsessive Compulsive Disorder. London: Martin Dunitz.

第11章

執拗な強迫症状を伴う
統合失調症圏障害の治療
薬物療法と行動療法の"連動"

I　はじめに

　強迫症状に対する不合理性の理解が欠如しているケースの診断は容易ではない。強迫性障害の with poor insight のタイプ，強迫性人格障害，統合失調症型障害，統合失調症，妄想性障害，広汎性発達障害，うつ病，などの鑑別診断があり，診察医によって診断が異なることも少なくない。しかも，このようなケースは重症例が多く，早急に何らかの対応をすることがしばしば要求される。このような診断が不確定なケースに関する臨床研究の報告は少ない。

　筆者は 2009 年に「強迫性障害臨床における行動療法と薬物治療の"連動"」という論文の中で，両者を連動させることの必要性を強調したが（第 10 章），強迫症状に対する不合理性の理解が欠如している患者の治療の場合においても同様であると考えてきた。当然，このようなケースは曝露反応妨害法の適応にはならないし，薬物療法も典型的な強迫性障害に用いるものとは大きく異なる。診断も病状も画一的なものではなく，治療の進め方もケースによってさまざまである。しかし，こうしたケースのいくつかのパターンをまとめて，問題の評価と治療の指針を示すことは意義のあることと考えた。ただし，あまりにも範囲が広いのでそれらをひとまとめにするのは無理がある。近年，川崎医大などでは，広汎性発達障害を伴う強迫性障害の治療研究を精力的に行っているが，このように疾患を絞ってまとめた方がわかりやすいと思われる。

　そこで，本稿では，執拗な強迫症状を伴う統合失調症圏障害の治療に焦点をあて，タイプの異なる 3 症例の治療経過を詳細に報告することにした。それを参照しながら，診断の過程，治療の対象と目標，薬物の選択，行動療法的アプローチと薬物療法の連動，入院の必要性などの点について検討したい。

II 症例

1. 症例1

【患者】35歳　男性　元会社員
【主訴】一日中親に確認をしてしまう。
【生活歴ならびに現病歴】

元来まじめな性格で，小学校のときは成績もよく，運動も得意で友人もたくさんいた。大学卒業までは比較的順調であった。しかし，就職して数年後，仕事中，コンピューターの操作を間違えたのではないかと考えて何度も同じ操作を繰り返したり，同僚に何度も同じことを確認するという症状が出現した。正しいかどうか確信がもてないために夜遅くまで会社に残ることが多くなった。また，不潔恐怖症状も出現し，手洗いや入浴が長時間になったため，X－3年に近医を受診した。そこで，clomipramine, fluvoxamine, paroxetineなどのセロトニン再取り込み阻害薬（SRI）を，それぞれ最大量まで用いたが，症状は悪化し，休職となった。

その後，自宅でも家族への確認行為が多くなった。「自分が知らない間に家の重要なものを持ち出したのではないか」，「やくざに変なメールを送ったのではないか」，「車から降りてごみ処理場に行って汚いものに触ったのではないか」，「不審者を家の中に入れたのではないか」，などを心配して何度も繰り返し家族に確認するようになった。その考えに対する不合理性の理解はほとんどなかった。改善がないため，紹介にて，X年A病院を初診した。その際，治療者は，患者の確認行為は典型的な強迫性障害の強迫症状ではなく，妄想に基づく確認行為であると判断した。副作用が出やすく外来での薬物調整が行いにくかったため入院を勧めたところ，患者も同意して任意入院となった。

【入院後経過】

できるだけ刺激が少なく，患者が勝手に外に出て行けない環境の方が安心感を得られやすいと考え，閉鎖病棟の比較的静かな環境の個室を勧め，患者が同意して使用することとなった。自室の鍵は患者が希望したときは施錠するようにした。しかし，徐々に「病棟の中で自分が何か汚いものに触ったのではないか」，「看護師の記録を消したのではないか」，「自分の部屋は本当に自分の部屋か」など，つぎつぎに気になることが増えて，治療者や看護師や面会の両親に

何度も繰り返し確認するようになった。患者の訴えの中心は，自分がいつの間にか大変なことをしでかしてしまったという妄想に基づくものであり，ばかばかしいという不合理感はほとんどなかった。

　治療者は，「大変なことをしてしまったことをはっきり覚えていますか？」と患者に尋ねると「覚えていません」と答えたので，決まり文句として「はっきり覚えていないことは絶対にやっていないと自分に言い聞かせましょう」と毎回伝えるようにした。この対応で患者は診察中に10分くらいでいったんは納得したが，面接が終わるとすぐにまた不安になり，次の面接のときは再び同じような訴えをするというパターンを繰り返した。薬物は olanzapine, perospirone などを単剤で用いたり，非常に落ち着かないときに haloperidol の筋注を行ったりしたが，過鎮静ぎみになったときは集中力が低下して不安が高まり，かえって確認行為が増加した。結局「入院生活を続けるのは限界」と患者が述べたため約1カ月で退院となった。

【退院後外来経過】

　退院後，外来でしばらくは，quetiapine, sulpiride, olanzapine, などを試みたが，ほとんど改善はみられなかった。さらに，休職が認められる期間が残りわずかになったため，患者は無理をして職場に復帰した。その結果，著しい混乱状態となり，結局自主退職となった。退職後，混乱状態はおさまり，再び定期的な外来通院で薬物を調整することとなった。その後，olanzapine 10mg, paroxetine 20mg の組み合わせがある程度奏功し，妄想や確認が減って外出頻度も増えた時期がしばらく続いた。

　しかし，X + 2年，お墓参りの際に，「やくざの墓にいたずらしてしまった」という考えが起こって著しく不安が高まり，家族に対して執拗な確認行為をするようになった。それでもなかなか不安は下がらず，夜叫び続けたり，自分で自分を殴ったりするエピソードも出現した。そこで，paroxetine を漸減中止し，aripiprazole 12mg 追加したところ，その5日後に，「ずいぶん楽になりました。気になることが流しやすくなりました」と述べた。その後，体重増加，血糖値上昇などのため，olanzapine を漸減中止して，aripiprazole 12mg 単剤としたが効果は維持された。「家族への確認行為もこれまでの4分の1くらいになり，外出やドライブを楽しめるようになりました」とか，「確認行為はまだありますが，"はっきり覚えていないことは絶対にやっていないと自分に言い聞かせる"という対処法がかなりできるようになりました」と患者は述べている。

2. 症例2

【患者】25歳　女性　無職
【主訴】長時間の手洗い，入浴，種々の確認行為
【家族状況】重度の身体疾患で自宅療養中の父，母との3人暮らし

【生活歴】
　分娩出産時は特に問題はなかった。発達には大きな問題はなかったが，幼少期より重度の喘息とアトピー性皮膚炎があり，小学校は欠席が多かった。小，中学校時，友人は少なく，中2と中3は不登校であった。自分で勉強して高校に入学はできたが2年で中退し，通信制高校へ変わった。そこでは，友人もできて比較的楽しく過ごせた。20歳で卒業後，スーパーマーケットで働くが，アトピーがひどくなり，2年間で辞めた。その後，工場で働くがきつくて続かず3カ月で辞めた。

【現病歴】
　中学のころから確認行為や手洗いが長い傾向はあったが生活に支障はなかった。工場を辞めたころから手洗いや入浴が長くなり，また，戸締りやメールを繰り返し確かめたり，人とすれ違うときにぶつかっていないかどうかの確認が多くなった。これらの強迫行為は納得するまで行ったために徐々に長くなっていった。著しく生活に支障をきたすようになったため，X-1年6月近医のB病院を初診。外来にてparoxetineを主剤とする薬物療法と臨床心理士による支持的なカウンセリングが施行されたが，強迫症状が悪化したため行動療法目的で，X年4月A病院を初診となった。

【A病院初診時現症】
　年齢相応の身なりで礼儀正しい態度。緊張が強いが疎通は良好で，思路に乱れはなかった。頻回の手洗いで両手の手荒れがひどくなっていた。不潔恐怖症状の対象は便の汚れが中心で，浴室から出た後に汚れが落ちてない気がして何度も入浴を繰り返すために長時間かかっていた。強迫症状に関する不合理性の理解はあいまいであったが，強迫行為に時間がかかって疲れるので困っていると述べていた。抑うつ気分も強く，何をするにも自信がなく，特に人とまったく会いたくないと述べていた。

【A病院での治療経過】
　はじめは社交不安傾向が強い強迫性障害と診断し，外来にて行動療法と薬物療法を行うことになった。曝露反応妨害法のヒエラルキーを作成し，ヒエラル

キーの最も低いレベルのものから開始してみることにしたが，不安が強くほとんど課題ができなかった。それどころか抑うつの程度が強くなり，強迫行為も著しく増悪した。それまで，ほとんどのSRIを試みたが，効果がみられなかったり，副作用で服薬中断になったりしていた。

外来での治療が行いにくいために，入院治療を勧めたところ患者も同意しX年8月神経症治療病棟に任意入院となった。入院後，それまで1回のトイレに3ロール以上のトイレットペーパーを使用していたのを1ロール以内ですませることをその日の治療課題にしたところ，患者は実行することができ，「思ったよりも不安が少なかった」と述べた。しかし，その日の夜間に他患者が小言を言っているのが怖くて一睡もできず，翌日強い希望にて退院となった。

退院後の外来面接で，以前から「便が漏れたかもしれない」と考えてトイレや入浴の後下着や服に便がついていないかの確認を自分でしたり，母親に長い時間確認してもらっていたことが明らかになった。また，母親の対応に対してイライラして興奮したり，外の物音が聞こえると「便が漏れた」と考えて不安が高まり大声を出していることも明らかになった。これらの症状に関する不合理性の理解は乏しく，妄想様と判断したため，非定型や定型の抗精神病薬，情動安定薬などの薬物を試みて効果を調べた。治療のターゲットは強迫症状の軽減よりも，過敏さや興奮や不安をできるだけ少なくして情動を安定させることに重点を置くことに変更した。多くの薬物は，はきけ，気分の悪さ，ふらつきなどのために1週間以内に中止にせざるを得なかったが，その中で，olanzapineは副作用がほとんどなく，20mgまで増量することができた。薬物の効果により，母親と口論することが減少した。「前回の入院がつらかったのでもう二度と入院はしたくない」という考えも，母親に対して興奮することの歯止めになったと患者は述べた。

また，「便が漏れたかも」という妄想様の観念に対しても以前よりは不合理感をもてるようになった。退院後より，トイレットペーパーは1回のトイレで1ロール以内にすませることができていたが，徐々に減らしていきたいと本人も希望していたので，毎日セルフモニタリングで使った量を記録してもらうことにした。その結果，小便のとき1/10ロール，大便のとき，1/2ロールまで減らせることができた。その時点で患者はこれ以上減らさなくてよいと述べた。以後，これを維持するために，このセルフモニタリングはずっと継続している。

また，入浴後に便が漏れていないか毎回母親に念入りに確認してもらってい

たが，治療者はそれを中止することを治療目標にせずに，母親に確認してもらう際に，短時間ですませることと口論しないことを目標にしましょうと促した。患者は徐々に実行できるようになり，就寝前の5分間のみに減らせることができた。

全体的に自閉的で不活発な生活がしばらく続いていたが，治療者は急ぐ必要はないことを保証した。以後，患者は「少し余裕が出てきた」と述べるようになり，徐々に自分のペースで行動範囲を広げることができるようになった。

3．症例3
【患者】33歳　女性　無職
【生活歴・現病歴】

出生，発達に異常なし。小さいころからいじめられていたと本人はいう。短大に入るが中退した。そのころより「体が寒い」とよく言っていた。一方，夜遊びして何日も家に帰らないこともあるなど，不規則で不安定な生活をしていた。アルバイトを数回するが，いずれも職場に被害的になって短期でやめている。

その後，X−8年ごろから頭の圧迫感，めまい，あごの噛みあわせが悪いことなどを訴え，外出を避けるようになった。X−4年ごろから，トイレの水がはねたらいけないという考えが突然浮かんで，手洗い行為が激しくなった。犬の糞に対する不潔恐怖も強くなり，まったく外出できなくなった。近医が往診にて診察しSSRIを処方するもさらに症状が悪化し，十数時間トイレにこもったり，入浴をまったくしなかったり，使い捨ての手袋を何百枚も1日に使ったり，服を何回も着替えたりするようになった。両親に指図して，言ったことをすぐにしてくれないと激しく興奮するために，両親は著しく疲弊した。

X−2年より約1年半，家族のみがA病院を受診し家族相談を受けた。その間，主治医と近医の主治医が連絡を取って，統合失調症の可能性が高いことや，処方を抗精神病薬中心に変更した方がよいことなどを相談した。薬物の変更でいくぶん興奮することが減ったものの，すでに家族の疲弊状態が限界にきていたため，X年，患者はA病院を家族親戚同伴で初診し，統合失調症の診断で急性期病棟の保護室ゾーン内の個室に医療保護入院となった。

【入院時精神現症】

強迫症状に関しての不合理性の理解は欠如していたが，手洗いや確認に長時

間かかるので疲れて困るという自覚はあり，楽になりたいという気持ちは強かった。医療保護入院となったことに関しては，「しかたがない」と述べていた。一方，主治医に対しては，両親から"強迫の治療の専門家"と説明されていたこともあり，陰性感情はまったくなく，はじめからある程度信頼してくれているようであった。

「あごの噛み合わせが悪い」「何か甘いものが口のまわりにせまってきて気持ち悪い」などの訴えに関する病識は欠如しており，体感幻覚の一種と判断した。また，常に何か起こりそうという漠然とした不安があると述べていた。

【入院治療経過】

入院は，保護室ゾーン内の個室から開始した。まずは，情動安定と食事，睡眠，トイレ，入浴など基本的な日常生活ができることを目標にして，薬物療法を開始した。薬物は，近医の外来処方をベースに増量し，haloperidol 4.5mg, levomepromazine 200mg, quetiapine 500mg, biperiden 3mg, brotizolam 0.25mg とした。入浴やトイレは，患者の意見を一部取り入れながら，治療者が決めたやり方で行ってもらうことにした。その際，治療者は「このやり方でやれば絶対大丈夫」と強調した。また，女性看護師に介助してもらうようにして，患者が大丈夫かどうか保証を求めた際は，看護師が「絶対大丈夫」と保証することを取り決めた。それによって患者は不安を訴えながらも比較的短時間で入浴やトイレを行うことができた。

その後興奮もみられず，比較的安定した日常生活が送れていたため，入院後1週間で大部屋ゾーン内の個室に移室した。日常生活行為に関して看護師の介助がなくても強迫行為を少なくできることを目標に患者と話し合い，トイレ，入浴，洗面，食事などに関しては，具体的なやり方を治療者主導で決めて，「この通りに行いましょう」と教示した。その際も，「絶対大丈夫」と強く保証した。患者と治療者や受け持ち看護師の間で十分な信頼関係が得られていたこともあり，患者はそれに従うことができた。

病棟内では，不活発であるが規則正しい生活を送ることができるようになった。家族との面会においても穏やかに会話できていたため，入院後約2カ月より外泊治療を行った。その際，病棟で行った通りに自宅でも入浴やトイレをすることを治療課題としたが，だいたい行うことができていた。あいかわらず使い捨て手袋は使用したが，入院前よりもかなり少ない量ですませることができた。こうした外泊を3回繰り返し，外泊中に家族関係も良好であったため，入

院後約3カ月で退院となった。処方は入院中まったく変更しなかった。

【退院後外来治療経過】

退院後は，大きな興奮はなく不活発な生活で安定していたため，levomepromazine，haloperidolを漸減中止した。その後，糖尿病に罹患していることが明らかになり内科で内服治療を開始した。A病院では，主剤のquetiapineを中止し，perospironeに置換した。一方，何か起こるのではないかという漠然とした不安や体感幻覚様の自律神経症状は相変わらず強いため，risperidoneを追加したが，あまり効果はみられなかった。

徐々に外出の不安が強くなり，本人自身が通院できることが減って，家族のみの受診が多くなった。

X+3年，テレビの影響もあり，仏壇やコンセントが石鹸によって燃えるという妄想が強くなった。火がついていないにもかかわらず，一日中火事にならないように仏壇を見張って過ごすためにまったく外出できなくなった。

X+4年，患者自身も一日中仏壇を見張って疲弊していることに苦痛を感じていたため，「もっと楽になりたい」と治療者に電話をかけてきた。治療者は，「新しい薬が効くかもしれないが，本人が受診しないと出すことができない」と伝えたところ，久しぶりに受診することができた。その診察場面で，「絶対に大丈夫であるから仏壇やコンセントを見張らなくてよい」という保証と教示を与えるとともに，aripiprazole 12mgを追加したところ，その後，患者の仏壇を見張る行為が消失した。さらに次回の外来でaripiprazoleを24mgに増量すると，デパートや散歩に行きたいなど気持ちが外に向かうようになった。そのころ洗顔の頻度は月2，3回と著しく減少していたが，患者は「外出するときにはきれいに化粧したい」と述べたため，そこを治療の対象として取り上げた。「きれいに化粧するには洗顔が重要なポイントである」と説明し，実行しやすいように，患者が信頼している母親の知人に洗顔のモデリングをしてもらうようにした。その結果，2日に1回くらいの頻度で洗顔できるようになり，母親と一緒にデパートや化粧品店に外出したり，パッチワークの道具を買って楽しんだりできることが多くなった。

その後，risperidoneは漸減中止し，外来通院も月1回連続してできるようになった。体重は減少し，血糖コントロールも良好で，内服の糖尿病治療薬を中止することができた。最終処方は，aripiprazole 24mg，perospirone 40mg，sodium valproate 200mg，lorazepam 1.5mg，brotizolam 0.25mgである。体感

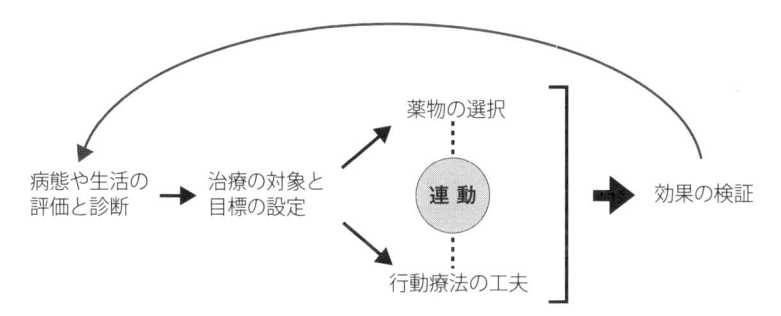

図1　病態や生活の評価から治療的介入への流れ

幻覚様の自律神経症状や漠然とした不安感や妄想に基づく不潔恐怖症状は残存しているが，知人の家や化粧品店に行ったりするなど，患者の日常生活は以前よりも充実しており家族関係も良好な状態が続いている。

Ⅲ　考　察

筆者は，強迫症状を伴う統合失調症圏障害の治療では，図1のような評価と治療的介入の流れを繰り返しながら進めている。前述した3つの症例もこうした流れで進められたが，決してはじめから計画されたものではなく，その場の状態を評価して臨機応変に治療目標や治療の介入の方法が決定されていったといえるであろう。

こうした治療をすっきりと総括して効果的な治療方法を一般論として確立することは容易ではないが，ここでは，診断，評価，治療に関してよくみられる傾向や重要なポイントと思われる点をできるだけ抽出して検討を加えたい。

1．診断について

3症例はいずれも重度の強迫症状が主症状である。しかし，生活歴，現病歴，症状に関する不合理性の理解の欠如，妄想や自我障害，治療への反応性などの点から典型的な強迫性障害ではなく，統合失調症圏障害単独あるいは統合失調症圏障害＋強迫性障害と診断されると思われる。表1は各症例についての症状のまとめと筆者による診断である。統合失調症，統合失調症型障害，妄想性障害の区別は診察医によって異なるかもしれない。ただし，この患者が統合失調症圏なのか不安障害圏なのかという大きな診断は今後の治療方針を決定する上

表1 各症例の特徴と診断

		不合理感	患者が強迫行為や回避行為で困っている	親が困っている	強迫症状以外の主な症状	診断
症例1	治療前	(−)〜(±)	(++)	(++)	加害妄想,(状態悪化時に)自我障害,精神運動興奮	妄想性障害＋強迫性障害(状態悪化時は急性一過性精神病性障害)
	安定後	(±)〜(+)	(+)	(±)		
症例2	治療前	(±)	(+)	(+++)	妄想気分,自我漏洩症状,陰性症状,精神運動興奮	統合失調症 or 統合失調症型障害(＋強迫性障害)
	安定後	(±)	(+)〜(±)	(+)〜(±)		
症例3	治療前	(−)	(+)	(+++)	体感幻覚,妄想気分,妄想着想,被害妄想,精神運動興奮	統合失調症(＋強迫性障害)
	安定後	(−)〜(±)	(+)〜(±)	(+)〜(±)		

で重要である．この評価はしばしば難しく，診断が確定しないまま治療へ導入されることも少なくない．例えば症例2でははじめの治療で病状が悪化したことから評価をやり直し，診断を不安障害圏から統合失調症圏へと変更した．このように治療への反応性も診断を確定する際の重要な情報となることが多い．

2．治療の対象と目標について

行動療法では，患者が困っているところを治療の対象に取り上げてそこをどうするかという治療目標を立てるのが原則である．強迫症状を伴う統合失調症圏障害の患者の強迫行為の特徴は，表1のように，①妄想に基づくものが多く，不合理性の理解が欠如していること，②それによって疲弊して生活しづらくなっている自覚はあること，③家族を非常に疲弊させていること，などがある．したがって，強迫行為は患者自身が困っているので治療の対象になるが，それを根本的になくすことは望んでいないので治療目標にはならないことがほとんどである．多くは，強迫行為を生活に支障がない程度まで減らすことが治療目標となる．また，ほとんどが妄想に基づく強迫行為であるため，妄想を軽減す

ることも治療目標になるが，この場合，「頭の過敏さ」のように患者が同意できそうな説明のしかたを工夫する必要がある。

　一方，治療の対象と目標を考える際には，とりあえず何を優先するかの検討も重要である。統合失調症圏障害の場合，ある程度情動が安定しないと何をやってもうまくいかないことが多い。症例2，3では，まず情動を安定させることを最優先の治療目標に置いた。症例2では，薬物の調整や行動療法的アプローチの大幅なペースダウンによって情動が安定し，次のステップへ移ることができている。症例3は，家族の疲弊が限界であったため医療保護入院にせざるを得なかったケースであるが，情動を安定させて良好な治療者患者関係を構築しながら日常生活を形成することをはじめの治療目標とした。このように治療の対象と目標は，現在の患者の病態や生活状態の評価と，患者自身の希望，今やるべきこと，今できそうなこと，これをすると起こりそうなこと，などを総合して決められるべきと思われる。

3．薬物の選択について

　強迫症状を伴う統合失調症圏障害の薬物療法としては，非定型抗精神病薬単独や非定型抗精神病薬と SRI の組み合わせなどの研究が報告されている。筆者自身も，これまでいろいろな薬物療法を試みてきて，aripiprazole や perospirone などの鎮静作用が少ない薬物の有効例を比較的多く経験してきた。また，抗精神病薬に SRI を重ねることで強迫症状が軽快した例もいくらか経験した。その他，鎮静作用が強い薬物を用いることで確認行為が増悪したケースも数例経験した。これらはあくまでもそのようなパターンが多いという傾向を示したに過ぎない。実際，患者が精神運動興奮状態になったときに鎮静系の薬物を使用しても確認行為が悪化せず，情動が安定したケースもあった。例えば，症例3の治療前半では，鎮静作用の強い薬物を用いたが過鎮静にならず情動が安定する効果がみられている。

　筆者の経験では，症例1のような best の薬物が見つかることは多くないが，better の薬物は結構見つかることが多い。例えば，症例2での olanzapine は，自我漏洩様の妄想に対する効果がそれほど高くない点で best ではないが，情動安定に対する効果は高く，それによって行動療法が行いやすくなった点で better の薬物であったといえる。

表2 各症例の薬物療法と主な行動療法的アプローチ

	中心となった薬物	薬物の効果	主な行動療法的アプローチ
症例1	aripiprazole	妄想↓↓によって確認行為↓↓ 活動性↑	「はっきり覚えていないことは絶対にやっていない」と自分に言い聞かせる対処法。徐々に行動範囲を広げる。
症例2	olanzapine	情動安定, 興奮↓ 妄想↓によって確認行為↓	強迫行為をパターン化してこれ以上悪化しないようにする。 適度に自閉を守りながら, 徐々に行動範囲を広げていく。
症例3 (前半)	quetiapine haloperidol levomepromazine	情動安定, 興奮↓ 妄想↓によって確認行為↓	入院治療:「この通りにやりましょう」というモデリングと教示によって日常生活行為を形成する。それによって強迫行為を減らす
症例3 (後半)	aripiprazole perospirone	妄想↓↓によって儀式や確認行為↓↓ 活動性↑	治療者の「絶対大丈夫」という保証に基づいた教示で妄想に基づく確認行為を減らす。きれいに化粧して外出したいという意欲の高まりに応じて, 洗顔や入浴の治療をモデリングや教示によって行う。

4. 行動療法的アプローチの工夫と薬物療法との"連動"について

　強迫症状に対する不合理性の理解が欠如している患者に対して, 曝露反応妨害法はほとんど無効と考えられる。それどころか, 患者に侵襲的に作用して状態を悪化させることもありうる。しかし, 生活しづらくなって困っているので強迫行為を減らしたいと希望する患者も多い。

　ここでは, 患者が生活しやすくなるためにどのような行動療法的アプローチがあるか, またそれらが薬物療法とどのように"連動"されているか, について各症例の治療経過の中から抽出してまとめたいと思う(表2参照)。

1)「絶対大丈夫」という保証, 決まり文句

　不合理性の理解が欠如している患者の場合, 強迫行為を減らすために, 治療者が「絶対大丈夫」という保証をすることはよくある。多くのケースではいつも患者の近くにいる家族が何回も患者に保証を要求されて疲弊しているが, 治療者による保証は家族による保証と(治療者への信頼度にもよるが)大きく異なる。治療者を「専門家」と思って安心する患者も少なくない。また, 治療者

と話をする時間は限られているので，患者の確認行為をコントロールしやすいという利点もある。治療者に対しても，診察中に保証を求めたり，電話をかけてきたりする回数が増えてくることはしばしばあるが，治療者は回数や時間を区切ったり，ルールを決めて紙に書いたりするなど工夫の余地があることが多い。

症例1のように，「はっきり覚えていないことは絶対にやっていない」というような決まり文句を患者が自分自身に言い聞かせるという対処法を指導することがよくある。これは，患者が自分自身で強迫症状をある程度コントロールできるようになることを意図したものである。それができるようになるかどうかは，患者の病状の程度に大きく影響される。症例1では，はじめの段階ではなかなかうまくいかなかったがaripiprazoleが奏功してからは，この対処法ができるようになっている。この点でこのケースは薬物療法とうまく"連動"しているといえる。

2）モデリングと教示による行動形成

このような患者に対して，「本当はこんなことはする必要がない」ことを理解させることは容易ではない。筆者は，これまでの治療経験から，具体的なやり方をモデリングで示して「生活しやすくなるためにこのやり方の通りにやりましょう」と教示する方法が，結果的に強迫行為を減らす効果があると考えている。その際，患者が指示に従ってくれるための前提条件は治療者や看護スタッフが患者から信頼されていることである。症例3が医療保護入院であったにもかかわらずモデリングと教示による行動形成がうまくいったのは，治療者や看護スタッフが患者の信頼を得るためにかなりエネルギーを注いだことも大きな要因であろう。薬物療法による情動安定の効果もそれに貢献したといえる。

また，症例3の外来治療の後半でも，洗顔の治療でモデリングと教示が有効に用いられているが，aripiprazoleによる賦活作用→外出や買い物がしたいという意欲の高まり→「それには洗顔しないといけない」という動機づけ→治療者の教示と信頼できる母の知人によるモデリング，という薬物療法と行動療法の"連動"による流れがあって可能になったといえる。

3）強迫行為のパターン化

前述したように，このような患者の場合は，完全に強迫行為を消失させることが治療目標にならないことが多い。したがって，患者自身がこのくらいなら生活に支障をきたさないと考える程度を維持してパターン化することも治療の

選択肢となりうる。症例2では、トイレットペーパーの量をパターン化した。大便で半ロール、小便で1/10ロールというのは一般的な感覚からすると多い量であるが、患者はそれ以上減らさなくても困らないというためそれを固定することにした。その際、トイレットペーパーの量を記録するというセルフモニタリングがそのパターンを維持するのに有効であった。

4）行動変容のペース

統合失調症圏の患者は変化に対して脆弱であることが少なくない。どのくらいの変化に耐えうるかは患者によって差があるし、同じ患者でもそのときの精神や身体の状態によって異なる。したがってある治療行為を患者に行ってもらう際には、今その患者がそれに耐えうるかどうかの判断が重要と思われる。症例2では、はじめにその判断を誤ったために患者が情動不安定になった。その後の治療がうまくいったのは、情動を安定させるための薬物療法と、患者が耐えうるペースに合わせたゆるやかな行動変容にシフトダウンしたことによると考えられる。

5．入院治療について

入院治療が成功するかどうかは実際にやってみないとわからないことが多い。基本的には、任意入院が原則であるが、危機的状況では医療保護入院もやむをえないことがありうる。ただし、強制入院で治療がうまくいく保証はまったくない。逆に家族や治療者に恨みが残って泥沼にはまり込むこともありうる。症例3も、家族の疲弊状態が限界で、やむをえない医療保護入院であった。結果的に治療は成功したが、その要因としては、入院当初より治療者と看護師が患者と良好な治療関係を構築できたことが大きい。患者が治療者を"強迫の専門家"として、はじめからある程度信用してくれていたのも幸運であった。

また、一見失敗したように見える入院治療も後から振り返ったときに重要な意味をなしていることがある。例えば、症例2では、患者が入院環境に耐えられず1泊で退院となってしまったので失敗にみえる。しかし、患者は「あの入院のおかげで1回のトイレットペーパーの量を1回に（3ロール以上から）1ロール以内に減らすことができた」という成果を述べている。その成果は、以後の「ペーパーの使用量をセルフモニタリングしながら徐々に減らしていく治療」を行いやすくした点で価値がある。また、この入院体験によって「二度と入院したくない」という気持ちが強くなり、それが自宅でイライラして興奮す

ることの歯止めになったという効果についても患者は述べている。

Ⅳ　おわりに

　強迫症状を伴う統合失調症圏障害の治療は，典型的な強迫性障害のようにすっきりまとめることは困難である。本稿では，病態の異なる3症例の治療経過を呈示することで，アセスメントから治療的介入までの一連の流れのいくつかのパターンを示したつもりである。その中でも，筆者は，患者が今どういう状態なのか，そして何ができそうなのか，ということの把握が特に重要であると考えている。

参考文献

1) Alevizos B, Papageorgiou C, Christodoulou GN (2004) Obsessive-compulsive symptoms with olanzapine. Int J Neuropsychopharmacol 375-377.
2) Berman I, Sapers BL, Chang HH et al. (1995) Treatment of obsessive-compulsive symptoms in schizophrenic patients with clomipramine. J Clin Psychopharmacol 15(3); 206-210.
3) Glick ID, Poyurovsky M, Ivanova O et al. (2008) Aripiprazole in schizophrenia patients with comorbid obsessive-compulsive symptoms: An open label study of 15 patients. J Clin Psychiatry 69(12); 1856-9.
4) 飯倉康郎 (2004) 強迫症状の治療と認知-行動療法の活用. 精神療法, 30(6); 613-622.
5) 飯倉康郎 (2005) 強迫性障害の入院治療. In 飯倉康郎 (編著) 強迫性障害の行動療法. 金剛出版, pp132-175.
6) 飯倉康郎 (2009) 行動療法. In 青木省三, 中川彰子 (編) 専門医のための精神科臨床リュミエール11　精神療法の実際. 中山書店, pp58-69.
7) 飯倉康郎 (2009) 強迫性障害臨床における行動療法と薬物治療の"連動 (れんどう)". 精神療法, 35(5); 584-591.
8) Khullar A, Chue P, Tibbo P (2001) Quetiapine and obsessive-compulsive symptoms(OCS); Case report and review of atypical antipsychotic-induced OCS. J Psychiatry Neurosci 26(1); 55-59.
9) Lysaker PH, Whitney KA (2009) Obsessive-compulsive symptoms in schizophrenia: Prevalence, correlates and treatment. Expert Rev Neurother 9(1); 99-107.
10) Poyurovsky M, Isakov V, Hromnikov S et al. (1999) Fluvoxamine treatment of obsessive-compulsive symptoms in schizophrenic patients: An add-on open study. Int Clin Psychopharmacol 14(2); 95-100.
11) Poyurovsky M, Dorfman-Etrog P, Hermesh H et al. (2000) Beneficial effect of olanzapine in schizophrenic patients with obsessive-compulsive symptoms. Int Clin Psychopharmacol 15(3); 169-73.
12) Poyurovsky M, Weizman A, Weizman R (2004) Obsessive-compulsive disorder in

schizophrenia: Clinical characteristics and treatment. CNS Drugs 18(14); 989-1010.
13) Reznik I, Sirota P (2000) An open study of fluvoxamine augmentation of neuroleptics in schizophrenia with obsessive and compulsive symptoms. Clin Neuropharmacol 23(3); 157-160.
14) Stamouli S, Lykouras L (2006) Quetiapine-induced obsessive-compulsive symptoms: A series of five cases. J Clin Psychopharmacol 26(4); 396-400.
15) van Nimwegen L, de Haan L, van Beveren N et al. (2008) Obsessive-compulsive symptoms in a randomized, double-blind study with olanzapine or risperidone in young patients with early psychosis. J Clin Psychopharmacol 28(2); 214-218.
16) Zohar J, Kaplan Z, Benjamin J (1993) Clomipramine treatment of obsessive compulsive symptomatology in schizophrenic patients. J Clin Psychiatry 54(10); 385-388.

| 第Ⅳ部 |

症　　　例

第12章

確認強迫の行動療法の治療例
変化からの検討

I　はじめに

　強迫性障害の患者の行動はパターンが決まりきっており，一連の行動連鎖を状況に合わせて変化させることができないため，同じ連鎖を繰り返してしまう[4,6]。例えば，ある行為をすると不安になり，確認すると一時的に不安が下がり，再び同じ行為をするとまた不安になり確認し，というパターンで同じ行動を繰り返す。こうした症状の治療法として曝露反応妨害法がある[4-6,9-11]。これは，確認したくなる場面に持続的に直面させ，回避行動である確認をさせない方法であり，確認しなくても不安が下がるという新しい学習をさせることを狙ったものである。しかし，治療の具体的な進め方や内容は，その患者ごとにそれらに応じた方法を考えることが必要である。以下は確認強迫患者の一例であるが，固定化した行動パターンを崩すために種々の工夫を試みた。症例を詳述し，強迫性障害の治療を特に変化という観点から考察する。

II　症　例

【患者】34歳　男　会社員
【主訴】
①自分の通ったところを何度も振り返って確認してしまわずにはいられない。
②ゴミを捨てられない。
③確認を繰り返すために戸締りに時間がかかる。

【家族状況】

両親，患者，弟の4人家族である。東京で一人暮しをしていたが，X－1年12月より両親と3人暮しをしている。家族，親類に精神科的疾患をもつものはない。

【現病歴】

元来，真面目で穏やかな性格と本人も家族もいう。社会人になるまでは，特に取り立てて問題となるような出来事もなかった。大学卒業後，某会社に入社した。はじめはA市で工事の計画を立てたり，現場監督をしたりしていた。X－4年，3年間付き合っていた女性と別れた。そのころから，自転車に乗っているとき何もないのに何度も自転車を止めて後ろを振り返らなければならないようになった。しかし，そのことが生活に支障をきたすほどではなかった。X－3年7月，B市に転勤した。仕事の内容が変わり，新しい仕事はあまり気が進むものではなかった。このころは振り返ることはほとんどなくなっていたが，戸締りが気にかかるようになった。だんだん戸締りに要する時間は長くなったが仕事に影響するほどではなかった。X－3年11月から社外に出向勤務となった。そのころから，自分の机の上をきれいにしないと気がすまないようになった。別の会社なので迷惑をかけたらいけないという気持ちがあった。片付ける時間が長かったが，仕事に影響するほどではなかった。X－2年10月にもとの職場に一時戻り，X－1年1月，C市に転勤になった。知合いがほとんどおらず寂しさを感じていた。戸締りなどの確認は続いていたが，日常生活にはさほど支障はきたしてなかった。

X－1年6月頃，歩いているとき後ろを振り返ることがひどくなっているのに気づいた。自分の歩いていたところを何度も強迫的に確認していた。X－1年11月になると確認しなければならないことがいろいろ増え，寮の中での生活は確認に追われるようになっていたが，会社では我慢することができて仕事にはそれほど影響はなかった。

X－1年12月，正月休暇で実家に帰ることにしたが，帰郷の準備を始めると，急に確認が激しくなった。例えば，通帳を何度も出したり戸締りを何度もやりなおしたりするため，外に出られなくなった。結局，親に迎えに来てもらってやっと帰省することができた。家に帰ると安心したためか少し楽になった。しかし，1週間ほどすると再び確認行為が激しくなり外出することも難しくなった。

近くの精神科を受診し，休職して自宅療養と外来通院治療を始めた。はじめ

第 12 章　確認強迫の行動療法の治療例　*163*

は自分ひとりでなんとか通院できていたが，それも 1 カ月ほどでできなくなった。病院への送り迎えを家族にしてもらい治療を受けていたが症状は改善せず，だんだんひどくなり，X 年 4 月頃には，さらに不潔恐怖や刃物恐怖や，またゴミを捨てられず，捨てると何度も確認しないと気がすまないなどの症状も加わったため，X 年 4 月，D 病院に転院した。薬物療法，精神療法を受け，刃物恐怖と不潔恐怖は軽快したが，他の症状，特に，振り返って繰り返し確認すること，戸締りの強迫的な確認，ゴミを捨てられないことは改善しなかったため，X 年 6 月，当院を紹介されて受診した。

【治療経過】

病棟が満床であったため，ベッドが空くまで外来治療を行うことになった。患者が困っている主な問題点は，①自分の通ったところを何度も振り返って確認してしまわずにはいられない，②ゴミを捨てられない，③確認を繰り返すために戸締りに時間がかかる，であった。外来治療では，治療のしやすさからゴミを捨てられない問題をまず治療することにした。

　1）ゴミを捨てられない

患者のゴミを捨てられないという強迫観念と行為は以下のような行動の連鎖からなっていた。

①ゴミを捨てる。
②大事なものを捨ててしまったのではないかと繰り返し考え不安になる。
③取り出して繰り返し確認する。
④ほっとする。
⑤再び捨てる。
⑥ ②に戻り，再び②〜⑤までを何度も繰り返す。
⑦一応の納得が得られればやっとのことで捨てることができるが，それが得られないときは自分では捨てることができず親に捨ててもらう。

このゴミを捨てられないという強迫観念と行為の連鎖を崩すため以下のような方法を試みた。

まず，手から紙を離すという動作から始めた。はじめは，紙を見える場所に置いてもらったが，まったく不安はないと患者は述べた。次に，蓋のない箱に紙をそのまま入れてもらったが，これも見える場所なので不安はなかった。次に，紙をちぎってその箱に入れてもらったが，このとき，手を離す瞬間に不安があるが，離した後はそうでもないと患者は述べた。これまでは，紙が患者の

視界に入っていた状態であったが，次に，ちぎった紙を箱に入れて，その後それを患者の視界から消えるようにした。これは，以下の手順で行った。

①紙をちぎって箱に落とすよう指示した。
②患者の椅子の位置を変えて，その箱が患者の視界に入らないようにした。
③落とした紙のことと無関係な質問をして注意をそらした。
④落とした紙のことを話題にした。

①は比較的容易にできた。②では確認したい気持ちを訴えたが，すぐに③に移した。治療の初期でもあったせいか，患者は治療者の質問にまじめに答えようとした。④では「忘れていました。それを言われてまた確認したくなりました」というものの，確認を止められていることで感じる不安について聞くと「不安はかなり軽くなりました」と答えた。そこで，治療者は患者に「別の行動が挟まって時間がたつと不安が下がるみたいですね」と患者の体験を説明した。

そして，さらに次のような方法を試みた。

①患者に紙をちぎって箱に落してもらった後，患者の椅子の位置を変えて，その箱が患者の視界から消えるようにした。
②さらにもうひとつ紙をちぎってもらい，①と同じことをした。
③①の紙と②の紙のどちらが気になるか聞いた。

③では②の紙の方が確認したい気持ちが強く，①を確認しなかった不安はほとんどなくなっていると患者は答えた。そこで，「少なくとも2つの紙を落として不安は2倍にならなかったですね。1つ捨てても2つ捨てても同じくらいの不安をもつなら多く捨てた方がいいですね」と患者に伝えた。そして，さらに，つぎつぎにゴミを捨ててもらい，その都度以前に捨てた紙との比較をして，「新しい不安の出現で古い不安は消えていくみたいですね」と患者の体験を患者にフィードバックして説明した。

こうした方法を繰り返し，さらに，遠くのごみ箱へゴミを捨てる練習も追加した。

以上の治療で思い切ってゴミを捨てることができるようになり，少々確認したい気持ちが起こっても我慢できるようになった。こうしたゴミ捨ての治療は行動処方をあらかじめ告げずに行った。患者ははじめはびっくりした表情を呈したが，だんだん，次に何か来るかを期待する言動を示し，治療に意欲的になった。以後の治療でもなるべく行動処方をあらかじめ告げずに，患者に期待感をもたせるように試みた。

2）自分の通ったところを何度も振り返って確認しないと気がすまない

患者は場所を移動するとき，もとの場所を何度も振り返って確認しないと気がすまないため，なかなかその場所を移動することができなかった。その強迫観念と行為は以下のような連鎖からなっていた。

①もとの場所から動く。
②もとの場所が気になり確認したくなる。
③振り返って確認する。
④ほっとする。
⑤もとの場所から目をそらし進行方向を向く。
⑥②〜⑤を繰り返す。
⑦一応の納得が得られればやっとのことで前に進むことができるが，それが得られないときはじっと立ち止まっていたり，もとの場所に戻ったりしてしまう。

ゴミ捨ての治療がほぼ終わりかけていたある日，患者が診察の後，玄関から外の父の車までの道を躊躇して進めずにいたところに治療者が出くわした。そこで，この場面を治療に利用した。

まず，玄関から車のところまで止まらずに歩くように指示し，それを数回繰り返させた。次に玄関から車のところまで歩いて車に乗り込むように指示した。患者はこのとき，あと何回か練習するつもりでいたらしく，「このまま帰ると不安ですけど」と冗談のように言っていた。そこで，治療者は「このまま帰ってみましょう」と意表をついた指示をした。患者はかなり不安を感じたようだが，治療者は，移動して時間がたってしまえば必ず不安は下がることを強調して父親にそのまま車を出してもらった。患者は「家についたときには不安はまったくありませんでした。かなり，自信がつきました」と次回の外来診察のとき述べ，治療に対してさらに意欲的になっていた。その後から，振り返らないで前に進む練習を，病院の外来廊下を使って以下のように行った（図1）。

はじめは図1に示す廊下のA→B→C→Dを一緒に歩いたが，各角のところで立ち止まりしばらく後ろを確認した後，やっと前に進むことができていた。その際，角のところでは，廊下のどの場所が気になるのかを聞いていったところ，例えばCの角を過ぎたとき，気になるのはBC間のみであり，AB間，DA間は気になっていなかった。つまり，視界から見えなくなった場所は気にならなくなっていたことがわかった。そこで，これは，ゴミ捨ての治療で得ら

```
A ─────────── B


D ─────────── C
```
図1

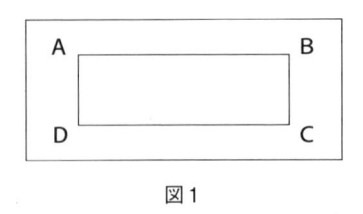

れた「新しい不安の出現で古い不安は消えてゆく」ということと同じであることを強調した。確認せずに前に進んでも，少なくとも今の不安よりは高くならないということも説明し，さらに何度も練習を繰り返した。それに並行して，「前方を一生懸命確認して」とか「振り返りたくなったら手首の輪ゴムをはじいて」など，日常的でないわざわざの行動を付加して振り返りのパターンを崩すことも試みた。そういう行動を付加することで，確認したい気持ちが薄らいでスムースに歩けたと患者は述べた。これらの廊下を歩く練習を繰り返した結果，患者はひとりでほとんど振り返ることなくスムースに廊下を歩くことができるようになった。さらに，歩くコースを変えてもほとんど問題なく歩くことができた。そのころ，ようやく病棟のベッドが空いたため入院をすることとなった。

入院時から患者は自ら積極的に病院の周辺を歩く練習をした。それにより，階段，車の近く，通行人の近くを通ること，などで確認したい気持ちや振り返り行動が出やすいことがわかった。それらの確認したい気持ちが出る状況で練習を行った。その際，例えば，「わざとゆっくり」「2段ずつ」「わざと1円玉を落として」など日常的でない行動を付加して行動の固着したパターンを崩すことを試みた。比較的短期間でそれらは克服された。その結果，行動範囲が広がり，単独での病院と自宅の往復が可能となった。

3）確認を繰り返すために戸締りに時間がかかる

戸締りに時間がかかるという行動は，以下のような強迫観念と行為の連鎖からなっていた。

①ガスや電気や窓の鍵の確認をする。
②どこか確認を忘れたところがないかという考えが繰り返し起こって不安になる。
③もう一度全部確認する。
④ほっとする。
⑤②〜④を繰り返す。

⑥一応の納得が得られればドアに鍵をかけて外に出ることができるが、それが得られないときは再び②〜④を繰り返し外に出ることができない。

自宅への単独外泊が可能になったころから戸締りの練習を開始した。病院内のガス栓のついている部屋を治療の場所として使用した。そこで治療者は、患者にやかんをかけたガスの点火、消火や灰皿の使用などをしてもらい、その後患者がひとりで戸締りしてその部屋を去るように指示した。指示は離れたところから治療者が電話で行った。行動の処方の内容について例をあげると次のようなものであった。タバコについては「火を消して」とか「火をつけたまま灰皿の中央に置いて」とかで、ガスの元栓については「閉めて」とか「開けたまま」とか「開けたり閉めたりしながら最後に閉めて」などいろいろに変えて与えた。また、確認についても「確認しないで」「確認を1回だけして」「わざと確認を2回して」など意図的に行動に能動性を出させるように工夫した。その方法を繰り返しているうちに、間もなく患者にはいろいろなパターンでも大丈夫という自信がついてきた。とくに、タバコの火をつけたまま灰皿の真ん中に置いて部屋を出ることができたことは大きな自信になったという。この治療で戸締りの際、確認に費やされる時間が大幅に短縮された。

そのころ、患者はこれまでの治療の成果を試そうと考え、自ら一人旅をしたいと希望した。はじめは近くを、次に遠くに旅行してもらった。一人旅でも不安はほとんどなかったため、この後退院し、まもなくB市の職場に復帰した。現在も元気に勤務を続けており、それまでよりも気楽に仕事ができるといっている。

なお、この治療では clomipramine を使用した。初診時の外来通院治療から入院治療の初期までに200mgまで漸増したが、薬物そのものの効果は明らかでなかった。その後漸減しても症状悪化がみられなかったため退院後は使用していない。

III 考　察

1．行動連鎖を崩すこと

この症例における主訴、すなわち、①自分の通ったところを何度も振り返って確認してしまわずにはいられない、②ゴミを捨てられない、③確認を繰り返すために戸締りに時間がかかる、の3つに共通するものは"捨てることができ

168　第Ⅳ部　症　例

次の行動への推進力

```
行動A → 行動B → 行動C → 行動D
      ← a         ← a'         ← a''
                  ← b          ← b'
                               ← c
```

引き戻す力

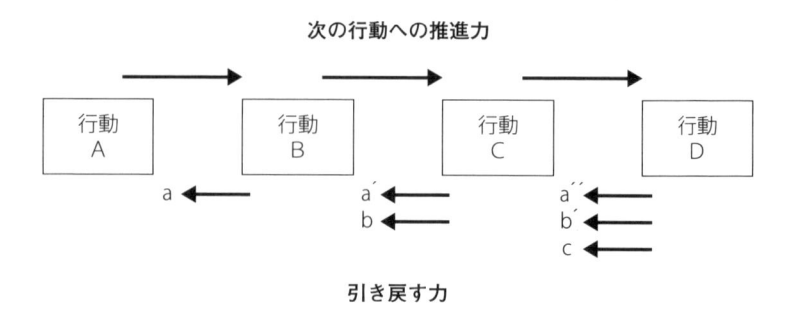

(a, a', a''は行動A, b, b'は行動B, cは行動Cに対する引き戻す力を表す。)

図2

ない"ということである。①は自分の今いる場所を捨てることができず，②はゴミを，③は自分の家の室内を視界から捨てることができない，ということである。この"捨てる"という行動は現在から未来へ向かう過程で常に必要となる行動である。つまり新しい行動をするためには古い行動を捨てなければならない。この患者の場合，この"捨てる"という行動にためらいがあるために次の行動ができないということが問題である。捨てなければならないとわかってはいるが，葛藤の末なかなか捨てることができない。捨てる行動に対するこだわりが強く，捨てるためには納得が必要である。この葛藤や納得などにより，次の行動へ移ることが妨げられる。そこで，葛藤や納得など，次の行動へ移ることを妨げる力を"引き戻す力"としてまとめた（図2）。

　治療前の患者の行動のパターンとしては，古い行動Aを捨てて新しい行動Bになかなか移ることができなかった。それは，捨てる→葛藤→納得→次の行動という固い行動連鎖が形成されていたからである。

　治療では，葛藤や納得をとばしたり少なくしたりすることを試みた。それは，次の行動に移るという結果をできるだけ早く出すための方法である。古い行動をきちんと捨てたのちに，はじめて新しい行動に移るというそれまでのパターンを崩し，新しい行動をできるだけ早くしてもらい，"いつの間にか古い行動を捨ててしまっていた"という体験を多くしてもらうようにした。これらを具体的に説明すると以下のようになる。ゴミ捨ての治療では，まず，ゴミを捨てた後にゴミのことと関係のない別の質問をした。すなわち，別のことを考えることで時間を経過させるということを試みた。再びゴミのことを思い出させた

ときは捨てたことに対する不安が少なくなっていた。つまり，別のことを考えて時間が経つと引き戻す力が弱くなっていることがわかった。そもそもこの引き戻す力は，決まりきった行動連鎖の中でのみ強く働いていたので，一時的にこの連鎖を切ることで力が弱まったといえる。次に，行動A，B，C，Dというようにつぎつぎに間をあけずに行動をさせたが，これはまず葛藤する隙を与えないことを狙ったものである。これによって，引き戻す力が $a´ + b ≒ b$，$a´´ + b´ + c ≒ c$（$a ≫ a´ ≫ a´´$，$b ≫ b´$）のようになっていること，すなわち，次の行動に移るとき，以前の行動の引き戻す力がたまっていかないことがわかった。こうした発見は，治療の中で，「別の行動が挟まって時間が経つと不安は下がるみたいですね」「新しい不安の出現で古い不安は消えていくみたいですね」という言葉として効果的に利用することができた。

つぎに，葛藤そのものをあいまいにすることを試みた。「わざとゆっくり」とか「わざと1円玉を落として」などの「わざと」という，患者の固着した行動連鎖にとっては日常的でない行動を付加することで，行動を"純粋"でないものにした。行動をより複雑にすることによって，引き戻す力の要素を"純粋"でなくすることを狙ったものであった。この患者の場合，別の行動の付加という"行動の非純粋化"が引き戻す力を弱めて次の行動に移りやすくするという新たなパターンが発見された。このパターンも以後効果的に治療に利用することができた。また，引き戻す力は自分の意志に反して起こる力であり，受動的な力であるので，それを"わざとの確認"によって能動的にすることも効果があったと思われる。こうすることで何のための確認かをあいまいにすることができたと考えられる。このような方法により引き戻す力を減弱することができ，次の行動により早く移ることができるようになった。

次の行動により早く移ることができるという，成果をできるだけ早く出すことを意図した治療の進め方はこの患者にとって有効であった。それまでは，葛藤する時間が長く，きちんと納得した上でないと次の行動に移れないという傾向があった。つまり，思考行動があってはじめて次の運動行動があるというパターンであった。それが，この治療により，きちんと納得することなしに次の行動に移ることがたいしたことではなく，むしろ非常に楽であるということを多く体験した結果，これまでの行動連鎖のパターン通りでなくても大丈夫であるという自信がついたようである。これは結果である運動行動によって思考過程が短縮されたことになる。すなわち，運動行動が思考行動を制御したといえ

る。その結果，患者の行動全般はスムースに流れるようになった。

　また，成果をできるだけ早く出すという方法は，治療意欲を効果的に高める方法と考えられる。治療前の患者は自分で今までいろいろ試みたがうまくいかなかったためにまったく自信を失っていたが，治療の初期の段階でいくらかの効果が得られたことは患者の気分をもち上げた。そのことにより患者自身が自分で治療していこうという能動性が高まり，だんだん治療者の促しの比率が減少していった。つまり，ひとつのゴミ捨ての治療が以後の治療を決定づけたともいえる。このように結果が次の過程に影響を与えることは，基本的にはオペラント機制[1-3, 12]といえるが，その結果をできるだけ早く，苦しまずに出させたことがこの治療の特徴といえる。

2．変化に対する抵抗感を弱めること

　強迫性障害の患者は真面目で，柔軟性に乏しく，変化に対して非常に弱いことが多い[7, 8]。そういった傾向が症状を持続させる要素の一部となっているといえる。したがって，変化に対する耐性を強くすることや，変化に対する不安を軽減すること，さらには，変化を楽しむことができるようにすることが，治療の進め方で重要であると考えた。まず，ごみ捨てのはじめの治療において，関係ない質問をして患者の強迫的な思考のリズムを崩した。それは，患者にとっては予想外の思いがけないことであったが，それによって不安が上がるどころか逆に不安が下がったという体験が得られた。これは変化に対する不安を軽減しただけでなく変化に対する好奇心や興味を増す効果があった。"予想外""思いがけないこと"ということが治療の手段として大いに利用できることが考えられたので，以後の治療でも頻繁に取り入れた。治療はある程度一定のリズムをベースにして行い，"突然""次から次に""知らない間に""意外に"などのリズムの変化を機を見て取り入れてアクセントを与えた。また，次の行動処方をあらかじめ与えておかないという方法もしばしばとった。これは治療への期待とスリルを与える効果を狙ったものである。こうした治療の進め方をしていくうちに，患者は次に何が来るかを楽しみに待つようになった。これは，患者が先がわからないことを面白いと感じることができるようになったことを示している。

　さらに，はじめは受身で治療を受けていた患者が積極的に自分の苦手なことに挑戦するようになった。その挑戦も治療前のような葛藤して苦しんで克服す

るという悲壮感が漂うものではなく，表情は明るく挑戦を楽しむ様子がみられた。このようにして，変化に対する患者の抵抗感が軽減することにより患者の行動の自由度が広がっていったと考えられる。

Ⅳ　まとめ

（1）確認強迫の一症例についての行動療法による治療経過を報告した。
（2）この治療では強迫症状の行動連鎖を崩すために，パターンとリズムに変化をもたらす技法の工夫をした。また，変化に対する抵抗感を弱めるための工夫も行った。
（3）その治療の工夫を，変化をもたらす技法とその治療の進め方という視点から検討した。

参考文献

1) Baldwin JD, Baldwin JI (1986) Behavior Principles in Everyday Life (2nd Ed.). New Jersey: Prentice-Hall.
2) Bellack AS, Hersen M (1985) Dictionary of Behavior Therapy Techniques. New York: Pergamon Press. 山上敏子監訳 (1987) 行動療法事典. 岩崎学術出版社.
3) Bootzin RR (1984) Abnormal Psychology (5th ed.). New York: Randam House.
4) Emmelkamp PMG (1982) Phobic and Obsessive-Compulsive Disorders. New York: Plenum Press.
5) Marks IM (1981) Review of behavioral psychotherapy, I: Obsessive-compulsive disorder. Am J Psychiatry 138; 584-592.
6) Rachman SJ, Hodgson RJ (1980) Obsessions and Compulsions. New Jersey: Prentice Hale.
7) Salzman L (1968) The Obsessive Personality. New York: Science House. 成田善弘, 笠原嘉訳 (1985) 強迫パーソナリティ. みすず書房.
8) 下坂幸三 (1975) 強迫神経症. In 加藤正明, 他 (編) 精神医学事典. 弘文堂.
9) 山上敏子編 (1987) 行動療法の実際. 岩崎学術出版社.
10) 山上敏子 (1989) 強迫神経症の行動療法. 九州神経精神医学, 33; 1-7.
11) 山上敏子 (1990) 行動療法. 岩崎学術出版社.
12) Wolpe J (1990) The Pradice of Behavior Therapy Fourth Edition. New York: Pergamon Press.

第13章

強迫性障害の行動療法の治療経過
強迫性への対応についての検討

I　はじめに

　強迫性障害の患者の治療を行う際に，主訴としてあげられている症状以外に患者の強迫性格が問題となり治療が難渋することがある[7]。白黒はっきりさせないと気がすまないという融通のなさ，自分で決められないという自律性の欠如，予定外のことやハプニングに弱いということ，などが理由としてあげられる[8]。これらの特徴により，治療の場における対人関係は支障をきたし，円滑な治療が妨げられることがしばしばある。例えば，患者がスタッフの働きかけや病棟の規則の細部のところを重視して不満を述べることに終始し，このため治療は大筋から逸れてしまう場合がある。そういう患者はスタッフからは「文句ばかり言う患者」というレッテルを貼られやすい。

　治療を行う際の治療者患者関係の大切さを述べた報告は多い[4,5,10]。Wolpe[14]やLang[3]やMeyer & Gelder[6]は，早くから治療者患者間の関係のよさが治療効果を高めると主張している。しかし，強迫性障害の治療では上述したような特徴によって，ややもすると患者が治療者に対して過度に依存してしまい，自分で自分の症状を治そうという気持ちが弱まり治療が進みにくくなることがある[2]。したがって，強迫性障害の治療には，よい信頼関係を保ちながらも過度の依存を生まないような工夫が必要である。

　強迫性障害の治療として行動療法は有効な治療法である[1,8,11,14]。この治療方法は症状の改善に焦点をあてるという形をとることが特徴である。しかし，治療の結果をみると，症状の改善だけでなく，強迫性格傾向も緩和され，自律性を獲得し社会適応がよくなっていることが多い。これは，症状に焦点をあてるという行動療法の治療の進め方に意味があると考えられる。以下の症例を呈

示し，治療経過を詳述することでこの意味について考察する。

II　症例

【患者】男性　24歳　無職
【主訴】手を洗うのに時間がかかる。
【家族状況】初診時は，母親と2人暮しであった。
　母親：患者の言うことを何でもきく。患者を甘やかして育てたという。
　父親：仕事で各地を転々としている。現在隣県に単身赴任中である。患者が小さいとき，祖母と母が対立した際に祖母の味方をしたため，それ以来患者に嫌われており今でもあまり患者とは話をしない。
　弟：3歳年下。遠方に就職して家を出ている。
【現病歴】
　元来，完璧主義的なところはあったが，小さいころはそれにより生活に支障をきたすほどではなかった。小さいとき，父方の祖母が同居していたが母親と祖母とはうまくいかず，祖母と父親対患者と母親という対立関係となっていた。そのため患者は祖母にいじめられてきたという。それまではとくに強迫症状はなかったが，中学3年生の夏ごろから，さしたる理由なしにうがいをしつこくするようになり，そのうち手をよく洗うようになった。しかし程度は軽く日常生活に支障をきたすことはなかった。
　その後高校は進学校に入学した。高校2年生のころから家での手洗いにかかる時間が長くなった。そのため，なかなか家から出ることができないこともあった。しかし思い切っていったん家から出てしまうと後に気持ち悪さが残ることはなかった。高校3年生のときの体育祭で応援団長をさせられたときは症状が一時軽快した。その後は，家では症状がありながらも学校ではほとんど症状は出ず，高校を卒業した。
　一浪した後，隣の県の大学に入学した。母親の希望で，下宿はせずに大学へは毎日家から2時間以上をかけて通った。大学1年生のときは何とか遅刻せずに毎日通うことができていた。大学2年生のとき祖母が死亡したが，とくに症状に変化はなかった。大学3年生のころから家での手洗い時間がさらに長くなった。それでも3年生で必要な単位をとって4年生のときはゼミだけでよいようになり，卒論も出し就職も内定した。しかし，4年生の秋のX年11月に

ゼミの議長を任されたころから一段と症状が悪化し，手洗いがやめられないために家から出ることができなくなった。

X＋1年1月A病院を初診したが，その後症状のため家を出られないことが多く，通院は不規則であった。就職も自ら取りやめた。いったん手を洗い始めるとやめられなくなり，それが苦痛であるため手を洗わなければならない状況を避けるようになった。この結果自分で自分の身の回りのことがほとんどできなくなり，母親に世話をしてもらうようになった。母親も患者の言いなりになっていた。大便の後も自分で尻をふくと長時間の手洗いをしないといけないので母親に尻をふいてもらうまでになった。このままではいけないと患者も母親も思い入院を決意し，X＋1年10月A病院に入院となった。入院時には，大便後の手洗い時間が約6時間，小便後が約2時間，入浴には約4時間を要していた。

【入院時現症】

きちんとした身なりをして，言葉遣いもしっかりしているが，母親の顔をちらちら見て同意を求めるなど，自信のなさや母親への依存的な態度が目立った。少し疲れてはいるが，抑うつ気分，意欲の減退などを診察時は訴えなかった。気分の日内変動もなく，睡眠，食欲にも問題はなかった。

【強迫症状について】

自分の便や尿に対する不潔恐怖を伴う強迫洗浄が主症状であり，その洗浄行為は非常に儀式的な要素が強いものであった。手を洗うときにまず足場を固め，次に大きく深呼吸して目を閉じて精神を統一してから手洗いを始めていた。手の洗う部分の順番を決めており，その通りにしないと気持ちが悪くやり直していた。手洗いの時間では，とくに石鹸をこねる時間が長く，泡がある程度以上たたないと洗った気がしないようになっていた。手洗いの回数に対するこだわりはないが，一連の手洗いが納得いくかどうかということに対するこだわりが強かった。そのために，ちょっとでも気が散ると，最後まできちんとやろうとしていた行為が全部だめになったと思ってはじめからやり直す，という強迫的なパターンを繰り返していた。また洗ったという感触を得るために力を入れて激しく洗うため，手洗いの後は心身ともに疲れはててしまっていた。患者はこうすることがばかばかしくやめたいと思っていたが，実際の手洗いになると自らコントロールできずに，結局は長時間かかっていた。このように手洗い行為が長時間におよび，しかも心身ともに疲弊させるものであったため，その他の時間はほとんど臥床して過ごしていた。

表1

① 石鹸をこねる
② 30分たったら看護師が声をかけ石鹸を水で流す
③ 再び石鹸をこねる
④ 30分たったら看護師が声をかけ終了

表2

① 石鹸をこねる
② 20分たったら看護師が声をかける
③ 石鹸を水で流す
④ 病棟から外来まで歩く
⑤ 病棟に戻ってきてさらに洗う気がなければ手をふいて終了
　洗う場合は20分たったら看護師が声をかけ終了

【治療経過】

　治療のおおまかな方針を，患者がやめたいと思ってもやめられずにいる強迫的な手洗いのパターンを崩すということにした。まずは手洗い時間があまりにも長いため，それを短くして患者の疲労を少なくすることを目標にした。

　はじめに石鹸をこねる行為が手洗い時間の大半を占めていたのでそれを短縮することにした。患者に，「本当にきれいにしようと思うのなら長い時間石鹸をこねるよりも1回水で流してまた石鹸をつけて洗った方が時間もかからないし能率もよい」と外科の手洗いを例に出して説明し患者とともに表1のような手洗いのプランをたてた（表1）。

　看護師の声かけは，あくまでも声をかけて時間がきたことを知らせるだけで，無理やり止めさせることはしないようにした。

　このプランを患者は難なくこなすことができ，6時間かかっていた手洗いが1時間ですむようになった。その結果患者は表情が明るくなり，少し自信がついたと述べた。以後，少しずつ時間を短くするようなプランをたてた。さらに「看護師が声をかけにくる前に終われたらいいね」と看護師との競争のゲームであるかのようにした。それにより，患者は意欲的に治療に臨むようになった。前半20分，後半20分の手洗いができるようになったころに，手洗いの前半と後半の間に手洗いを中断する時間をはさむことにした。そして，後半の手洗いをするかどうかについては，患者に任せるというようにした（表2）。これは，

治療者が一方的に指示を出して患者がその通りにするという段階から脱して，患者自身が自分で考えて自分で自分の行動をコントロールする，という自律性の要素を増やしていくことを狙ったものである。

　このような方法で，手洗いに要する時間はだんだん短くなっていった。しかし，指示が複雑になってきたために，看護師が指示通りにはできないことが起こるようになった。例えば看護師によっては微妙に声のかけ方が違ったり，時間を伝えるのが遅れたり，あるいは時間を測り忘れたり，というようなことが起こった。患者は文句が言いやすい看護師を選んでその看護師のミスを非難した。さらに涙を流して看護師のミスを非難し，自分の正当性を主張した。ミスを謝る看護師に対して「看護師のミスによって自分が受けた心の傷はそんな謝り方ではすまない」と不満を言い，きちんと文書にすることなどを要求するようになった。ここでは本来の治療とかけ離れて，看護師のミスを追及し自分の正当性を証明することが患者の目的となってしまっていた。すなわち，白黒はっきりさせないといけないことや，予定通りにいかないことに弱いということや，物事の部分にこだわってしまって本来の目的を外れてしまう，というような患者の強迫的な行動傾向によって強迫洗浄の治療が妨げられていた。そこで治療を進めていくためにはこの強迫性をも治療対象にする必要があると考えて，患者に次のような説明をした。

① 「看護師が正しいか正しくないか考えると，ミスをしたのであるから当然看護師が悪い。しかし，謝ったにもかかわらず文書にすることを要求するのはやりすぎである。自分の正しさを主張して相手に勝つのが治療の目的ではないし，そういうところは治療の妨げになっている。」

② 「予定通りにいかないときに混乱するのが患者の問題点のひとつでもある。それを考えると看護師によって微妙にやり方が違うのはかえって治療的には意味がある。」

　その説明は患者にお願いするような形ではなく，"受け入れるかどうかは患者の自由であるが症状がよくなるためにはそういったことが必要である"というニュアンスで行った。患者はその説明を聞き入れた。そして，手洗いの治療の最中に看護師に文句を言わないということを取り決めた。また，それは治療のために患者にとって必要なことであることを確認し合った。

　その後治療はしばらく順調に進み，入院して3カ月後には10分以内で手洗いが終了できるようになり，手洗いが日常生活に支障をきたすことがかなり

表3	表4
① 大便後の手洗い ② 5分で看護師が声をかける ③ 2分以内で自ら終了する	① 左手だけで大便後の手洗いをする 　看護師は手伝わない ② 5分後に看護師が声をかける ③ 2分以内で終了

減っていた。そのころには，患者自ら新しい治療プラン（表3）を提案した。このプランをはじめはなんとかこなしたが，始めてから1週間後，いらいらして鏡を割って右手を裂傷し，しばらく右手を洗うことができなくなった。理由を聞くと，治療プランで少々無理をしていたことや治療が進んだために看護師の関わりが減ったことなどを述べた。そこでこの状況をさっそく治療に取り入れた。患者は半分かまってもらえることを期待していたようであったが，治療者は「便利か悪いけれど自分でやってしまったものはしかたがない。左手だけで洗うことを考えないとしかたがないね」と，しかたがないということを患者に強調した。さらに患者が偶然に弱いということを指摘し，ハプニングが起こったときこそ絶好の治療機会であること，ハプニングが起こってもどうということがないという体験をしていくことが大切であることを説明した。そこで話し合って大便後の手洗いの修正プランを立てた（表4）。

　このプランをこなしたことは患者にとってかなりの自信になったようであった。さらに予定外の出来事に対応できるように「手を洗っているときに他の患者が隣に来て話しかけることを嫌がらない方がよい，これも治療だと思うように」と説明した。それによって患者はだんだん手洗いのときに他患者が隣にくるのを嫌がらなくなった。また，治療者が「手を洗っているときに突然横に来て話しかけたりするかもしれないよ」と告げて実際に時々実行したが，患者はその意図的な偶然を嫌がらずに，むしろいくらか余裕のある明るい対応をすることができた。

　その後，少しの波がありながらも治療は順調に進み，入院して4カ月目には看護師が時間を測ったり声をかけたりすることなしに自分で手洗いの時間を測り，時間を短くするよう努力できるようになった（図1）。その後，痔の手術のために一時転院したが，そのことで今まで改善していた症状が悪化することはなかった。手術が終わり再入院した後は，治療者があれこれ指示をすることはほとんどなく，自主的な入院生活を送り，間もなく退院した。その際症状

図1 大便後の手洗い時間の経過

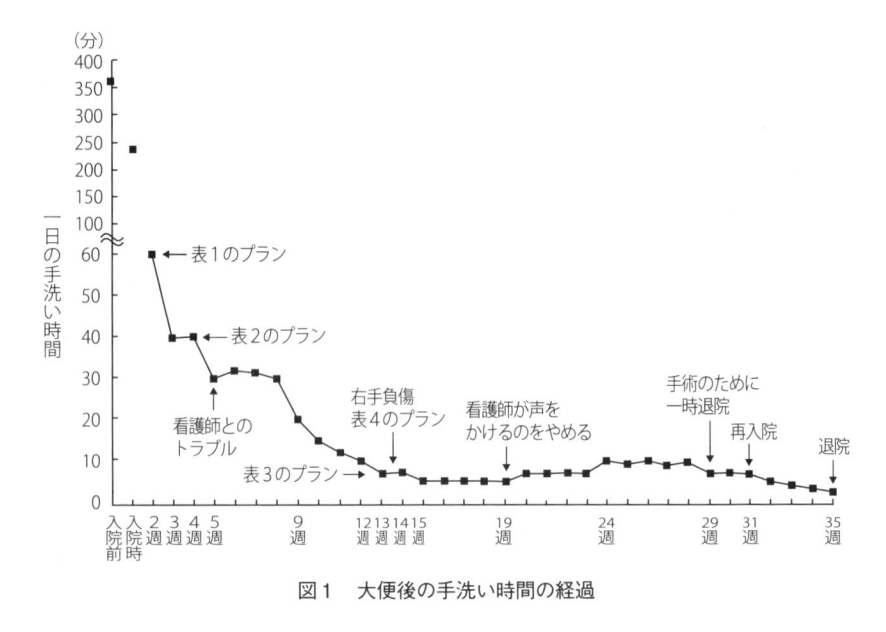

が改善されただけではなく，スタッフや他患者との対人関係も穏やかなものとなっていた。入院期間は合計約8カ月であった。

なお薬物は Clomipramine を入院してから最高量 200mg まで漸増したが，薬物そのものの効果は明らかではなかった。その後漸減しても症状悪化はみられなかったため退院後は使用していない。

III 考 察

この治療では強迫的な手洗いのパターンを崩し，手洗いの時間を短くするという強迫症状の治療と同時に，この治療を行えるように，患者のもっている白黒はっきりさせないと気がすまない，部分にこだわり全体が見られない，自律性に乏しく依存的でありしかも他罰的である，偶然に弱い，などの強迫性についても治療の経過の中で意図的に多く取り上げた。以下，それらについて考察する。

1. 治療経過と自律性の関係

行動療法は主訴である症状に直接働きかける治療法である[11]が，この症例

の場合の主訴は長時間の手洗いであり，治療の目標は手洗い時間を短くすることであった。長時間の手洗いの行動を分析すると，自分で決めた手洗いの順序や方法に縛られて自由に行動できなくなっていることがわかった。自分の行動がパターン通り進行しているかどうかいつも気になり，その通りにいっていないと感じられると失敗したと思い再び同じことを繰り返さないと気がすまない状態であった。この治療では，まず，そのパターンを崩すことを試みた。石鹸をこねる時間を前半，後半の2回に分け，はじめは制限時間が来たら看護師が声をかけにいくようにしたが，次には，なるべく看護師が呼びに来る前に自分でやめられるゲームのようにすることで，あたかも看護師と競争するかのようにした。

　患者はこの治療に乗ってはきたが，一方，看護師に対して治療のしかたについて完全を求めて些細なことで攻撃するようになった。この行動パターンは家での母親との関係でもみられていたことである。家では母親が患者の要求する通りにしており，これが強迫症状の増悪の一因となっていた。したがって，治療の中で完全を求める患者の行動傾向を変えることが必要であると考えられた。そこで，強迫症状が改善するにはそういう強迫的な考え方や対応のしかたそのものを変える必要がある，という説明をした。治療者は，患者がこれを受け入れるかどうかは患者が決めることであるというように伝えた。つまり自分の行動について責任を負荷したのである。それは人が決めたことでなく自分が決めたことなので文句がいえないということになり，人のせいにするという逃げ道を塞ぐという狙いもあった。患者はこの治療者の提案を受け入れて治療において些細なことで文句を言わないことを取り決めた。

　こうして手洗いの治療が進むと同時に看護師との間のトラブルも減少していった。看護師に無理な要求をすることもなくなり対等な付き合いができるようになったといえる。治療者とのやり取りについても，はじめは治療者の提案という形が多かったが，だんだん患者自ら次はこうしたいと言うことが多くなった。これは治療者から治してもらうのではなく自分で治したいという独立の意志の現れと考えられる。治療の後期では患者はほとんど治療者をあてにせずに自分で治療プランを立て自分で実行するようになった。

　治療の流れを自律性という視点でまとめると，はじめは人に頼ってばかりいて人の行動にけちをつけるが自分では何もできない患者が，自分の行動に責任をもち，自分で考えて行動ができるという自律性の獲得のプロセスであったと

2. 偶然に弱いということへの対応

　強迫性障害の患者は，物事が自分の思い描いた通りに進むことを強く望む傾向にある[9]。少しでも予定外のことがあると耐え難く，混乱しがちである。すなわちハプニングに弱いということがいえる。この患者も予定外のことが起こって自分の儀式行為が妨げられることを失敗というように考えていた。例えば，患者の手洗いは順序と方法が決まっているだけでなく集中して行わないと納得できないという儀式行為であったために，誰かが近くに来たり音がしたりして気が散るだけでその手洗いを失敗と考えてはじめからやり直していた。そこで，このことを取り上げて治療に利用することを試みた。患者に対し偶然に弱いということを指摘し，ハプニングが起こったときこそ絶好の治療機会であることを説明した。ハプニングが起こらないようにするよりも，ハプニングが起こってもどうということがないという体験をしていくことが大切であることを強調した。これは，失敗しないようにという受動的態度をハプニングに挑戦するという能動的な態度に変えることともいえる。例えば，自分が手を洗っているときに他患者が隣に来たり話しかけたりすることを嫌がらずに絶好の治療機会と思うように説明したり，また看護師の対応が微妙に違うこともかえって治療的に意味があると説明したりしたことは有効であった。

　さらに，治療者は，この治療の中で意図的に偶然的な要素を増やすことを試みた。例えば「突然手を洗っているとき声をかけるかもしれないよ」など，治療者がいつやってきて何をするかわからないということを前もって言っておいて，実際に意表をついたりした。これは患者が一貫して行おうとしている行為を邪魔する発言や行為であるが，これをあくまでもゲーム的な雰囲気で行った。この意図的偶然を患者はいくらか楽しめるなど治療の雰囲気を明るくする効果もあったと思われる。

　実際に治療の中で大きなハプニングが起こった場合には，治療者は「しかたがない」という言葉をキーワードとして使った。例えば患者がいらいらして鏡を割って怪我をしたため片手しか使えなくなったときに，治療者は，「起こってしまったものはしかたがない，そこでできることを考えるしかない」という現実的な対応をした。さらにこういうハプニングが起こったときこそ絶好の治療機会であること，ハプニングが起こってもどうということがないという体験

をしていくことが大切であることを強調した。その後片手で手を洗うプランを立ててこれを乗り越えたことは患者にかなり自信になった。すなわち，実際に大きなハプニングが起こったときも治療者が全面的に援助するのではなく，起こったことはしかたがないと患者に告げ，今ここで患者ができることを考えて実行してもらうということが意味があったと思われる。

3．症状の治療という治療構造について

　行動療法は理想の人間像を考えそれを目標にする治療法ではなく，個人の生活の適応に重きを置いた治療法である[13]。この治療目標は，患者が困っていることすなわち症状を治療することである。強迫性障害の患者の多くは自らが困っているという自覚があり，治したいと思っている主訴をもっている。したがってこの場合の患者と治療者の間の治療契約は，主訴である症状の治療ということになる。この患者の主訴は長時間の手洗いのために生活に支障をきたしていることであった。つまり治療者と患者の間には，長時間の手洗いの治療，という契約がなされたことになる。一方，スタッフの側からみた患者の問題点としては，白黒はっきりさせないと気がすまない，自律性に乏しく依存的でありしかも他罰的である，偶然に弱い，などの患者の強迫的な行動傾向があった。これらは患者が治したいと言っているものではないのでそのままでは治療の対象にならないものであった。

　しかし，1，2節で述べたように，自律性が欠如していることや偶然に弱いことなどの強迫的な行動傾向は，長時間の手洗いを持続させている要因となっており，またその治療を進みにくくしている要因にもなっていた。仮に長時間の手洗いをA，強迫的な行動傾向をBとすると，この場合はBが症状Aの持続因子と症状Aの治療の妨害因子になっている，という関係になっていた。ここで治療者はBについて良い悪いの価値判断をするのではなく，Aの治療に必要であるからBを治療の対象すなわち症状として取り上げるという治療構造をとった。この治療構造は治療者患者関係を安定させる効果があった。治療の妨害因子を患者の了解の上で治療の対象にできたため，不必要なことによって治療が妨げられることが減り治療がスムースに流れるようになった。また，症状の持続因子を治療することで症状の改善の効率がよくなった。さらに，強迫的な行動傾向が緩和されたため人とのつき合い方が穏やかで余裕があるものになり生活しやすくなった。しかし，これはあくまでも副産物であり，これをはじ

めから治療目標にしなかったから得られた副産物であると思われる。

Ⅳ　まとめ

(1) 長時間の強迫洗浄を主訴とする強迫性障害の患者の行動療法の治療経過を詳述した。
(2) その治療の進め方は，主訴である長時間の手洗いの治療をベースにしたもので，患者の強迫的な行動傾向は症状の治療の必要があるときに治療の対象とするという治療構造をとった。
(3) その結果，症状の治療は進みやすくなり，さらに副産物として患者の強迫的な行動傾向が緩和されて対人関係の問題が減少した。

参考文献

1) Emmelkamp PMG (1982) Phobic and Obsessive-Compulsive Disorders. Plenum Press.
2) Emmelkamp PMG, De Lange I (1983) Spouse involvement in the treatment of obsessive-compulsive patients. Behav Res Ther 21(4); 341-346.
3) Lang PJ (1969) The mechanics of desensitization and the laboratory study of human fear. In Franks CM (ed.) Behavior Therapy :Appraisal and Status. McGraw-Hill.
4) Marks, IM (1981) Review of behavioral psychotherapy, I: Obsessive-compulsive disorder. Am J Psychiatry 38(5); 584-592.
5) Megens J, Vandereycken W (1988) Hospitalization of obsessive-compulsive patients: The "Forgotten" factor in the behavior therapy literature. Comprehensive Psychiatry 30(2); 161-169.
6) Meyer V & Gelder MG (1963) Behavior therapy and phobic disorders. Brit J Psychiat 109; 19-28.
7) 中川彰子，中島勝秀，川口弘剛，他 (1991) 強迫神経症の予後予測因子について．九州神経精神医学，37(1); 43-48.
8) Rachman SJ, Hodgson RJ (1980) Obsessions and Compulsions. Prentice Hale.
9) Salzman L (1968) The Obsessive Personality. Science House. 成田善弘, 笠原喜訳 (1985) 強迫パーソナリティ．みすず書房．
10) 山上敏子 (1984) 行動療法における治療者・患者関係についての検討．行動療法研究，9; 24-32.
11) 山上敏子 (1989) 強迫神経症の行動療法．九州神経精神医学，33; 1-7.
12) 山上敏子 (1989) 行動療法と精神分析療法の比較．季刊精神療法，15; 9-26.
13) 山上敏子 (1990) 行動療法．岩崎学術出版社．
14) Wolpe J (1990) The Pradice of Behavior Therapy Fourth Edition. Pergamon Press.

第14章

強迫性障害の治療過程における "不完全な曝露反応妨害法" の 場面への対応

I はじめに

　強迫性障害の治療において，行動療法は第一選択の精神療法とみなされている[6,20]。その中心となるのは，曝露反応妨害法と呼ばれる治療技法である。曝露反応妨害法は，曝露法と反応妨害法を組み合わせて同時に用いる治療法である。曝露法とは，不適応的な不安反応を引き起こす刺激に持続的に直面することにより，その不適応的な反応システムを軽減させる方法であり，これは，条件づけられた不安反応はそれを引き起こす刺激に持続的に直面することにより減弱される，という学習に関する研究の結果を臨床に応用したものである[1]。曝露を開始した直後は一時的に不安が上昇するが，曝露を持続すると時間とともに不安は減少することが，臨床研究により明らかにされている（セッション内 habituation）。また，セッションを重ねるごとに不安反応の強度も徐々に減弱することも明らかにされている（セッション間 habituation）。反応妨害法は，強迫観念により引き起こされる不安や不快感を一時的に軽減するための強迫行為を行わずにすませる方法である。これも強迫行為を行わない状態を持続すると，強迫行為を行いたい衝動（強迫衝動）が時間とともに減弱するという臨床研究に基づいている[2,17]。

　1966 年に Meyer が最初の症例報告をして以来，治療効果を高めるために多くの研究が行われ，段階的な曝露法が有効であること[14]，長時間の曝露が有効であること[17]，曝露法単独や反応妨害法単独では効果が不十分であること[4]，セルフコントロールによる曝露も可能であること[3]，などが明らかにされ，この治療が曝露反応妨害法として定式化されるようになった。いろいろな治療機関でプログラム化されて，約 60 ～ 90％の改善率が報告されている[19]。また，

表1 強迫性障害の曝露反応妨害法の進め方

(1) 強迫症状の具体的な内容や程度の評価と明確化
(2) 強迫症状の引き金になっている刺激（先行刺激），強迫観念，不安や不快感，強迫衝動，強迫行為との機能的分析
(3) 治療対象の明確化
　　治療法とその効果の機制の説明と動機づけ
(4) 不安刺激状況のヒエラルキー（不安階層表）の作成
(5) ヒエラルキーに基づいた段階的な曝露反応妨害法の実施
(6) ホームワーク

こうした治療プログラムのマニュアル，ガイドブック，ワークブック，self help book なども多く出版されている[5,8,12,13]。

筆者らも曝露反応妨害法を中心とした行動療法で治療を行っているが，表1のように症状の評価と治療的介入を繰り返しながら進めている[8,21]。症状の評価では，症状の不合理性を明確にして外在化し，病識を育て，治療的介入を行えるための環境を整える。治療的介入では，恐怖の対象へ直面し，同時に強迫行為を行わないことを実行してもらう。その際，治療を行いやすいようにモデリングや正の強化やプロンプティングなど種々の行動療法の技法を組み合わせることが多い。また，はじめは治療者が付き添って強くサポートするが，徐々に患者がセルフコントロールで症状をコントロールできるように治療を進めている。

このような段階を踏んで治療は進められるが，実際の治療では，知的能力，考え方の傾向や元来の性格傾向，合併する疾患や問題，発症のしかた，など患者の個人差が大きく，治療の経過も画一的なものにならないことが多い[7,11,16,18]。特に複雑な症例の治療経過を詳細に分析すると，恐怖の対象への直面化と強迫行為の妨害という曝露反応妨害法の形態ではあっても，曝露反応妨害法に必要な患者の体験が不十分である場面が少なからずみられることに気づいた。このような場面に対する対応のしかたはさまざまで，それが原因で治療が中断することもあるし，それを修正して治療を進めることもあるし，そのまま治療を進めてそれなりの治療効果が得られる場合もあるようである。こうした場面を「不完全な曝露反応妨害法」の場面と名づけて，いくつかの分類を行い，それぞれに対する対応を検討することは，治療をより柔軟に行うために意義のあることと考えられる。本稿では，「不完全な曝露反応妨害法」の場面が経過中のいろ

いろな段階でみられた複雑な一症例を詳細に呈示し，不完全であることの原因，それに対する患者の考え方や反応，それに応じた治療の進め方の修正や工夫を中心に検討を加えることとした。

II 症例

【患者】36歳　女性　主婦
【主訴】潔癖症で生活できなくなっている。
【家族状況】
　夫とは不仲のために，X－3年に離婚した。初診時，6歳の娘との2人暮らしであった。家からバスと地下鉄を利用して約1時間のところに実家の両親が住んでいる。同胞は，関係の良い姉と悪い兄がそれぞれ結婚して同県内に住んでいる。

【生活歴・現病歴】
　資産家の家に，姉，兄の後の第3子として出生し，その後の発達に特に問題となることはなかった。幼少時より，まじめな性格でやや融通のきかないところがあった。母親は何不自由なく育てたつもりと述べるが，本人は兄と比べてずいぶん差別されていたと振り返っていた。本人は，両親のことを，厳しくて自分のことをわかってくれなかったと評価していたが，一方，母親は，患者のことをわがままとみなしていた。小学校から大学まで地元の学校に通学し，学業成績は中程度であった。交友関係も多くはなかったが，親しい友人が数人いた。大学卒業後，事務職に就職した。職場での人間関係に悩むことはあったが，強迫症状は出現していなかった。29歳で恋愛結婚して退職し，30歳で娘を出産した。
　X－3年，娘が3歳のとき，夫婦仲が悪くなり，患者は娘を連れて実家にしばしば帰るようになった。結局，協議離婚して娘を引き取って2人暮らしになった。その後，実家を時々訪問していたが，長く滞在すると，些細なことでしばしば両親と口論になっていた。生活費や養育費などには困らなかったこともあり，両親との同居はまったく考えなかった。
　X－2年，娘と一緒に実家に遊びに行ったとき，娘が道に落ちていたプラスチックの小さなおもちゃを拾ってきて，それを実家のレゴブロックのおもちゃ箱に入れたというエピソードがあった。患者はそれを見た瞬間，非常に不潔と

考えてパニックになり，娘を叱りつけた。母親には，そのブロックのおもちゃ箱をすべて捨ててほしいとお願いした。それ以来，それと関係ない他のおもちゃのブロックを見ても，不安や不快感が高まるようになって，おもちゃ屋に近づくことができなくなった。不安になったときは，市販の消毒液で消毒したり，石鹸で手を洗ったりするようになった。その数週間後，実家に行ったとき，母親が捨てたはずのおもちゃのブロックで娘が遊んでいるのを見てパニックになった。「どうしてそんなに私を苦しめることをするの」と母親を罵倒して，娘を連れて自宅に帰り，服を全部着替えてシャワーを浴びた。娘の体もきれいに洗い，服を着替えさせた。

　それ以来，実家に関するものがすべて汚く感じるようになり，電話で両親の声を聞いただけでも不潔に感じて手を洗ったり，消毒液で受話器をふくようになった。また，実家に通じるバスや地下鉄や，実家の近くにあるMバーガーやSショップ，さらにはまったく関係のない一般のMバーガーやSショップなども不潔の対象となった。また，そのころ読んだ本の印刷会社がA印刷であったので，A印刷の本も不潔の対象となり，ほとんどの本が読めなくなった。不潔な感じがすると，そのたびに家に帰って服を着替えたり消毒したりしていた。娘の行動にも敏感になり，娘をバス通りの近くに行かせないようにしたり，外でおもちゃのあるところへ近づけないようにしたりしていた。

　このように不潔の対象が広がり，生活しづらくなったために，X－1年Bクリニックを受診し，行動療法を行うこととなった。不安階層表を作成し，A出版の本など不潔の対象を触り手を洗わないという治療を受けた。当初は治療者の指示に言われたままに従い，課題が達成できて改善感が得られていたが，自宅で急に何となく汚いと感じて消毒したところ，汚れがあちこちに広がった感じがして消毒行為が止まらなくなった。治療してかえって悪くなったと思い，結局，Bクリニックの治療を中断することになった。さらに，そのエピソードのころ読んでいた本や聴いていたCDや当時使っていたハンドバッグも不潔の対象となり，消毒してビニールで保護するようになった。

　その後も不潔の対象が広がり，また，娘の行動に関しても敏感になったため，このままではいけないと思い，X年Y月筆者の病院を初診した。

Ⅲ 症例の治療経過

1. 強迫症状の行動分析
これまでの情報収集から以下のことが明らかになった。
（1）不潔恐怖のきっかけは娘が拾ってきたプラスチックのおもちゃであるが，それをきちんと処理してくれなかったという不満から，両親への嫌悪感が高まり，実家が不潔の対象となり，実家の近くのもの，実家を連想させるものへと不潔の対象が広がっていった。また，Bクリニックの治療でうまくいかなかったという思いから，Bクリニックを連想させるものも不潔の対象となっていった。このように嫌な体験をすると，嫌な体験をした場所や使っていたものが不潔の対象となっていた。
（2）冷静なときは，症状の不合理性を理解しているが，実家やBクリニックのことを考え始めるとだんだん不満で頭がいっぱいになって興奮し，嫌悪と不潔の気持ちが混同する傾向が強かった。
（3）先行刺激→不潔に関する強迫観念→不安や不快感→消毒や洗浄などの強迫行為→一時的な安心感，という行動の連鎖が主であるが，1回の消毒や洗浄などの強迫行為の時間は数分間であり，それほど長くはなかった。しかし，不安や不快感がいったん起こるとそのままで待つことができず，すぐに何らかの処理をしないと気がすまないという傾向が強かった。
（4）不潔と感じる場所を避けるという回避行動を巧みに行い，その回避行動が増えていったために生活範囲が徐々に狭まっていった。
（5）完全を求めすぎる性格傾向があり，少しつまずいたり予定外のことがあると激しく動揺していた。

2. 外来治療経過
病院から遠方に住んでおり，また娘が幼稚園に通園していたこともあったので，2週間に1度の外来通院となった。外来では，不安階層表（表2）を作成し，その刺激価の低いものから直面していく治療を開始した。その際，回避したり，消毒や洗浄行為をしている対象について，本当はする必要がないのにせざるを得ない習慣がついていることを毎回の面接で説明して理解を促した。患者は，自らの行っている強迫行為や回避行為について，「何でこんなにばかば

表2 不安階層表
（患者の恐怖の対象を刺激価の弱いものから強いものへと並べたもの）

弱
- A印刷の出版物
- おもちゃのブロック，おもちゃ屋
- Sショップに関するもの（実家の近くに店があるという理由）
- Mバーガーに関するもの（実家の近くに店があるという理由）
- 実家の近くにつながるバス
- 女性のバスの運転手（ブロックのエピソードのときの運転手が女性だった）
- 実家の近くにつながる地下鉄
- 姉からの郵便物（姉が実家の両親と時々会っているため）
- 姉，姉の家
- 保険証（Bクリニック通院のときに使用したという理由）
- ブロックのエピソードのころに読んでいた本
- Bクリニック通院のころに読んでいた本
- Bクリニック通院のころに聴いていたCD
- Bクリニック通院のころに使っていたバッグ
- 実家からの郵便物
- 実家からの電話
- 実家
- 実家の両親

強

かしいことをしないといけないのでしょうね」と述べていた。

　診察室では，A印刷の本やブロックのおもちゃに触り，手洗いや消毒行為をしないという課題を行うことになった。始める前は少し心配していたが，治療者がモデルを示し，その後患者に行ってもらったところ，ほとんど不安や不快感は起こらなかった。「何で今までこんなものを恐がっていたのでしょうね」と患者は笑って述べた。それに対して治療者は，「恐いから避けていたというよりも避けていたから恐かったのですよ」と伝え，これまでやっていたことの不合理さについてフィードバックした。また，思っていたよりも実際にやってみた方が不安が少なかったという結果を強調し，今後も思い切ってやりましょうと治療への動機づけを行った。

　本屋でA出版の本を立ち読みしたり，おもちゃ屋に行ってそのあと消毒や洗浄行為をしないというホームワークも容易に行うことができた。SショップやMバーガーを避けていたことについてもばかばかしさを認識でき，それらの包装紙を触ったり，それらの店に入ってそのあと消毒や洗浄行為をしないという課題も抵抗なくできた。

しかし，実家につながるバスや地下鉄に関する課題には躊躇が大きく，まずはバスを見るだけという課題から段階的に進めざるを得なかった。一方，面接中に実家に関する話題になると，両親のせいで不潔恐怖になったと興奮気味に話すなど，両親への不満で頭がいっぱいになり，それが症状の治療を進めにくくしていると思われた。その後も少しずつ治療は進んだが，躊躇が大きいために外来での治療の進み方は遅かった。

患者は，娘の小学校入学までには症状を改善したいと思うようになり，入院治療を行う決心をした。意を決して実家に電話をかけ，自らが入院するために娘を預かってほしいと母親に依頼した。その際は，後で電話を消毒し，シャワーを浴びることで不安と不快感を軽減させた。入院の日に娘を実家の近くまで送り，後は娘ひとりで実家に行ってもらい，そこから自らは筆者の病院に来て入院した。

3．入院後経過
1）入院初期（入院後0カ月～1カ月）

まず，自宅と病院を自由に往復できることを目標に，回避していたバスや地下鉄に乗って自宅に帰り，消毒や手洗いをしないという課題を行った。その際，電話を利用して，治療への動機づけや結果のフィードバックと強化を行った。病棟での面接では，床がなぜ汚いと思うのかということが話題になった。患者は床そのものの汚れではなく，実家の近くを歩いたり，バスや地下鉄に乗ったりしたので汚く感じると述べた。さらに「実家の近くからかなり歩いて来たので途中で汚れは落ちているはずですよね」という解釈を述べたため，治療者は，そもそも実家を汚いと感じること自体が症状であること，嫌な気持ちと汚い気持ちを結びつけてしまっていることが問題であることを伝えた。

病棟では，まず，保険証を触って強迫行為を行わないという治療を行った。保険証は，Bクリニックで使っていたということから不潔恐怖の対象となっており，普段はビニールに入れて家の他のものに触れないように保護しており，病院受診で使うときは消毒していた。その保険証が病棟内で直接的に触れた場所（オーバーテーブル，棚など）を避けていたのでそこを治療の対象とした。まず，治療者がモデルを示し，その後に患者に行ってもらった。患者は，ほとんど不安がなく行うことができた。患者は「先生が先にしてくれると安心なんです」「病院だと大丈夫なんです」「先生がやりなさいと言ったことは不安にな

りにくいんです」などと述べていた。それに対し，そういう納得のさせ方が恐怖の対象に真に直面するのを妨げていることを伝え，治療の目標は，治療スタッフがそばにいない日常生活の状況で症状がコントロールできることであることを説明した。また，後で思い出して不安になることが十分ありうることを説明し，そういう不安になったときに消毒や手洗いで不安を下げようとするのではなく，そのままの状態で生活を続けて時間とともに不安が下がるのを待つようにと伝えた。実際に後で軽度の不安が出現したが，患者は強迫行為を行わずにすませることができた。

　その後，病棟と自宅の往復の治療を行う際に，ビニールに入れて保護していた不潔の対象を自宅から少しずつ持ってきてもらい，病棟での治療に用いることにした。次に，おもちゃのエピソードのころに読んでいた本を読むという課題へと治療を進め，患者はほとんど不安にならずにその課題ができた。面接の中で患者は「昔のことを思い出さないようにして読んでいます」と述べていたため，その場はそれで楽かもしれないが，頭の中で恐怖の対象に直面することを避けているので目的とする治療になっていないことを伝えた。本来汚いものではないのに，嫌な体験と結びつけて汚く感じていることが問題であることを繰り返し説明していったところ，患者は，「頭で作られた汚れですね」と自らの言葉で表現し，理解を深めることができた。以後もしばしば面接の中でこの患者の表現を用いるようにした。

2）入院中期（入院後1～2カ月）

　入院後約1カ月のときに，Bクリニック通院中のころ読んでいた本や聴いていたCDに直面して強迫行為をしない治療を行った。その際，20分くらい不安が続いたが，時間とともに不安が下がることを体験することができた。次に，その同じころ使っていたハンドバッグに直面する治療へと進めた。診察時，不安は軽く，「今まで触れなかったのでうれしい気持ちでいっぱい」と患者は述べた。治療者は，後で不安が高まることは十分ありうるし，あってよいことである，そのときこそが治療の機会だと思って強迫行為をしないことを伝えた。実際にその後，ひとりでいるときに不安が高まるが，強迫行為はせずに不安を下げることを体験することができた。

　以後も，恐怖の対象を持って外出するなどの治療課題をこなして患者は自信をつけたため，姉宅への外泊治療を行うことになった。姉宅では数回強迫的な手洗い行為をしてしまった以外はほとんど強迫行為をせずにすませることがで

きた。しかし，患者は外泊後の面接で，その数回の手洗い行為のことを後悔し，「今まで積み上げてきたことがまったくできていない」「また，急激に悪くなってしまうのではないか」など自罰的，悲観的なコメントを述べた。それに対して，治療者は，そのような「完全を求めすぎて少しのつまずきで極端な考え方をしてしまう傾向」が病気を今まで治りにくくしていたことを説明して，打たれ強くなることが大切であることを伝えた。以後も同じような場面のたびにそのテーマを話し合うことで，患者の理解は深まった。

3）入院後期（入院後2〜3カ月）

以後も治療課題をこなして自信がついたため，両親，実家という対象へと治療を進めた。

(1) 母親の面会

実家に行く前に母親に病院に面会に来てもらい，話をしたり握手をしたりする課題を行った。避けていた母親に久しぶりに会うという不安はあったものの，実際に会った際は，和やかに話をしており，不潔恐怖の不安や不快感はほとんどみられなかった。しかし，話題が過去のことになって，どちらが悪いと口論になったために，治療者は，その方向に話がいくと治療が進みにくくなると伝えて仲裁した。外泊時もそういう話題をできるだけしないようにと伝え，実家への外泊治療が決定した。

(2) 1回目の実家への外泊治療

外泊の前の面接で，治療者は予定外のことは必ずあるという心構えをもつよう伝えた。これまでであれば予定外のことがあるとそれが許せずにその場で強迫行為をしてしまい，その結果，恐怖の対象が広がっていたことを指摘した。一方，万一，強迫行為をしてしまった場合も，そこでやけになったり失望したりせずに，そこから立て直すことが大切であると説明した。外泊中，毎日決めた時間に患者に電話をかけてもらい，様子を報告してもらうことを取り決めた。外泊中，「実家のものを片付けていたら急に何か汚い感じがして手を洗ってしまった」と患者は電話で述べたが，治療者は，「やってしまったことはしかたがない，うまくいかなかったときに大失敗と考えないこと，大切なのはそこからの立て直しである」と伝えた。その後は，立て直すことができたと患者は述べた。このときの外泊では両親とけんかになることもなく穏やかに経過した。

(3) 2，3回目の実家への外泊治療

2回目の外泊では，過去のことが話題になり，両親がわかってくれてないと

興奮し，外泊を途中で切り上げて帰棟した。しかし，その段階で腹が立っていたものの，実家が汚いという考えは起こっていなかったため，その点を評価した。治療者は，しばらくゆっくり休養することを伝えるとともに，今後も両親に対する嫌な気持ちと汚いことと結び付けないようにと強調した。3日ほど経つと気持ちも落ち着いてきて，患者は，再び実家への外泊をやってみたいと希望した。患者は，「過去のことを話題にしないことが大事ですね」と自ら述べ，3回目の外泊を行った。その外泊では特に大きな問題はなく経過した。患者は，外泊である程度自信がついたと述べ，入院後約3カ月で退院した。

4．退院後の経過

退院後は，約2カ月に1度の割合で外来通院を行いながら，時折電話にてのアドバイスを行った。はじめは，日常生活ではほとんど支障がなくなっていたが，両親との電話で口論になり，再び，実家が汚い感じがして，消毒行為をしてしまった。そこで思い直して消毒行為をしないように決心することはできたが，実家に行くことや電話をかけることを避けるようになった。こうした状態が続いてはいけないと感じるものの，ひとりで治療を行うことは困難と思い，娘の夏休みを利用して，X＋1年に約1カ月間入院して，再び実家に行く治療を行った。両親と口論になることは依然として多かったが，興奮の程度は減少していた。退院後，積極的に両親に連絡をとることはしないものの，日常生活にはほとんど支障がない状態は維持できている。

なお全治療経過中での薬物療法は，不安時，不眠時の etizolam のみ用いた。初期に clomipramine，fluvoxamine などを用いたが吐き気とふらつきの副作用が強かったために患者の希望で中止した。

IV 考 察

強迫性障害の患者が曝露反応妨害法を行う際に必要な体験をまとめると，図1のように，①強迫症状の行動分析，症状の不合理性の理解と外在化，治療の対象と方法の理解という「理解の体験」，②恐怖の対象への直面と強迫行為の妨害という「直面化の体験」，③不安や不快感の一時的な高まりとその後の減弱という「habituation の体験」の3つに分けられる。それらがすべてそろっているものが理想的な曝露反応妨害法の場面といえる。一方，②はあるものの，

第14章　強迫性障害の治療過程における"不完全な曝露反応妨害法"の場面への対応　193

① 理解の体験
- OCD症状の行動分析・症状の不合理性の理解と外在化
- 治療の対象と方法の理解

② 直面化の体験
- 恐怖の対象への直面
- 強迫行為の妨害

③ habituation の体験
- 不安や不快感，強迫衝動の一時的な高まりとその後の減弱（habituation）

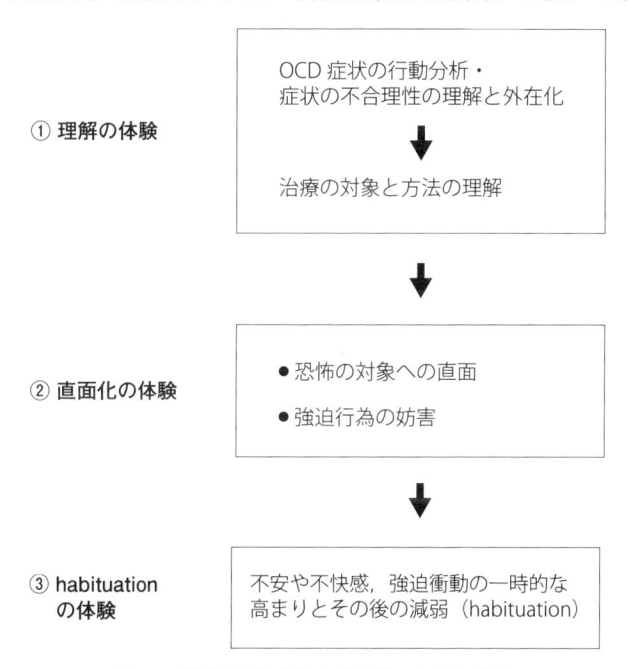

図1　曝露反応妨害法を行う際に必要な体験

①や③が不十分である場面を「不完全な曝露反応妨害法」の場面と名づけると，この症例の治療経過の中では「不完全な曝露反応妨害法」の場面が多くみられた。これらの場面を抽出し，それぞれの原因や対応について以下考察する。

1．「不完全な曝露反応妨害法」の場面
1）「理解の体験」が不十分である

治療に導入した際には，患者は症状のばかばかしさについて述べ，治療の方法も理解しているように見えた。しかし，実際に治療を始めてみると，実はそうした理解が不十分であることが面接の中で明らかになっていった。例えば，「そこからかなり歩いてきたので途中で汚れは落ちているはずですよね」とか「昔のことを思い出さないようにして（本を）読んでいる」などのコメントは治療者が指摘するまで不合理なことに気づいていなかった。また，冷静なときは，実家の両親やBクリニックそのものが汚いものではないことを理解していると述べていたが，会話のなかで実家やBクリニックのことが話題になると，

だんだんと興奮してそれらを攻撃する他罰的な発言がしばしばみられ，嫌なことと汚いことが混同されていた．すなわち，理解していると述べていた症状の不合理性も，そのときの状況や気分によって動揺する傾向がみられた．

さらに，患者の治療についての理解や考え方は，「治療者の指示に従順に従い，その治療効果を信じて疑わない」という偏った傾向があり，その信じて疑わない部分が思ったようにならないときに極端な反応を起こしていた．例えば，Bクリニックに通院していたころに，急に不安になって強迫行為が止まらなくなった際に，治療のせいで悪くなったと考えるような他罰的な反応や，外泊治療中に強迫行為を少ししてしまった際の「今まで積み上げてきたことがまったくできていない」という自罰的な反応や，「また急速に悪くなるのではないか」という悲観的な反応などがみられた．このように，治療の導入時に十分にあると思われていた症状の不合理性や治療の対象や方法についての理解が，実際に治療を開始してから不十分であることが明らかになっていった．

2）「habituation の体験」が不十分である

この症例では，恐怖の対象への直面後に不安や不快感が減弱しないという現象はみられなかったが，一方，はじめから不安や不快感がほとんど起こらずに（すなわち habituation の過程を経ずに）容易に治療課題ができた場面が多くみられた．そうした現象の原因としては次のようなことが考えられた．

(1) 恐怖の対象そのものが不安や不快感を起こす力が強くない

この患者の強迫症状を行動分析すると，契機となる体験による不安の古典的条件づけが発症時にあり，その後は，その恐怖の対象に対する回避行動や強迫行為によるオペラント条件づけによって症状が維持されていたと考えられた．その恐怖の対象は，それに関連するものをつぎつぎに回避することで広がっていた．この場合，最初の恐怖との関連が薄いもの（例えば，A印刷の出版物，おもちゃ屋，Sショップ，Mバーガーなど）に関しては，実際の不安を体験せずに，少しの予期不安だけで過剰な回避行動を行っていた可能性があった．そのため，もし実際に直面したとしても不安を起こす力が弱かったであろう対象が，過剰な回避行動によって恐怖の対象として維持されていたのではないかと考えられた．

(2) 恐怖の対象に真に直面していない

この症例では，病院や診察場面での不安や不快感の出現が少ないことが顕著な特徴であった．その理由として，患者は，「ここは病院だから安心」とか「治

第14章　強迫性障害の治療過程における"不完全な曝露反応妨害法"の場面への対応　195

療者の指示だから大丈夫」という理由づけを頭の中でしていたことを述べていた。この理由づけによって，恐怖の対象に直面した際にも不安や不快感が起こりにくくなっていたことが考えられた。こうした状態で課題を行ってもそれは「病院や治療者がそばにいる状況でその課題ができる」ことにしかなっておらず，日常生活の状況へは般化しにくいといえる。したがって，目的とする恐怖の対象に真に直面していることにはならないと考えられた。また，治療者や治療スタッフのモデリング効果による影響も大きいと思われた。モデリングは一般的に曝露反応妨害法を行う際に，治療を行いやすくする目的で補助的に併用することが多い技法ではあるが，この患者の場合，治療者やスタッフがやってみせたことなので自分もできると考えて，安心して課題を行っていた場面が多かったと思われる。この場合，モデリングが患者自身の判断で実行するセルフコントロールの体験を妨げていた可能性があり，そのままではひとりでの日常生活場面に般化しにくいことが考えられた。

2．「不完全な曝露反応妨害法」の場面への対応

　症例では，患者が理解していなかったり誤解していた点を，それらが明らかになるたびに修正していくことを試みた。この患者の場合，極端な考え方をしやすい傾向はあったものの頑固に固定した考え方ではなかったために，面接で繰り返し説明することで修正することができた。その結果，患者自らの言葉で「頭の中で作られた汚れ」と表現するなど，症状に関する理解を深めることができ，その理解が深まった状態で恐怖の対象に直面するように治療を進めていくことができた。

　また，「気分や状況によって症状の不合理性の理解が動揺しやすい傾向」に対しては，嫌な気持ちと汚い気持ちを混同している場面があるたびにそれを指摘したり，課題を行う前にその傾向を叩き込んで心の準備をさせたりすることで不合理性の理解が動揺しにくくなった。入院後半の実家への外泊中にけんかになった際も，嫌な気持ちと汚いことを結びつけなかったことを評価し，今後も結びつけないことを強調するという対応を行い，再度の実家への外泊治療につなげることができた。

　また，「治療者の指示に従順に従い，その治療効果を信じて疑わず，いったんつまずくと極端な反応が出現する傾向」に対しては，他罰的，自罰的，悲観的などの極端な反応が出現するたびに，患者のこうした傾向を指摘して理解さ

せていくことを試みた。さらに，こうした傾向が症状の改善を妨げていることを伝えて，「打たれ強くなること」「やってしまったらしかたない」「うまくいかなかったときに大失敗と考えないこと」「失敗した後の立て直しが大切」などのスローガン的な対処行動を課題の前後や外泊治療中の電話の中で説明することで，極端な反応が出現しにくくなった。

Habituation の過程を経ずに課題が容易にできていた場面に対しては，場面によって異なった対応をした。もともと不安や不快感を起こす力が弱いので habituation がなかったと判断した場面には，できたという結果を強調するような対応をした。その際「恐いから避けていたのではなく，避けていたから恐かったのですよ」とか「思っていたよりも実際にやってみた方がはるかに不安は少ないですね」などと説明することで，これまで不合理なことをやっていたことの理解を深めるとともに，今後治療を進めていくための動機づけを行った。

一方，頭の中での理由づけや治療者のモデリングの影響で habituation がなかったと判断した場面では，そのような頭の中の作業によって恐怖の対象に直面することを避けているという問題点を指摘して，真の目標は，治療者やスタッフがそばにいない日常生活の状況で症状がコントロールできることであることを強調した。患者の場合，診察場面では不安や不快感が少ないが，後でひとりになったときに不安や不快感が出現しやすいことを前もって予測した。そして，もし，後で不安になったとしたら，そのときこそが絶好の曝露反応妨害法の治療機会であると強調した。実際にひとりになってから不安が出現したが，その状態で強迫行為をせずに時間とともに不安が減弱することを体験することができた。さらに，その体験を面接の中でフィードバックして強化することで，次の治療への動機づけを行うことができた。

V　おわりに

本稿では，症状や治療に関する理解が不十分であったり，habituation の体験が不十分であるような「不完全な曝露反応妨害法」の場面が多く含まれる症例の治療経過を報告した。その不十分な点に対しては，不十分でもできた結果を強化したり，不十分な点を理解，修正させていくような対応を重ねて行った。その結果，「不完全な」治療場面を，十分に効果が得られるような曝露反応妨害法の過程に近づけていくことができた。

複雑なケースを治療する際に,「不完全な曝露反応妨害法」の場面はしばしばみられる。そのさまざまな不完全な部分を本稿のような視点で評価することは,適切な治療的対応を検討する上で有意義な手段と思われる。こうしたケースをまとめていくことで,曝露反応妨害法(あるいは曝露反応妨害法の形態をとった治療)において,場面に応じた治療の指針が立てやすくなると考えている。

参考文献

1) Bellack AS, Hersen M (1985) Dictionary of Behavior Therapy Techniques. Pergaman Press. 山上敏子監訳 (1987) 行動療法事典. 岩崎学術出版社.
2) Emmelkamp PMG (1982) Phobic and Obsessive-Compulsive Disorders; Theory, Research and Practice. Plenum Press.
3) Emmelkamp PMG, Kraanen J (1977) Therapist controlled exposure in vivo versus self-controlled exposure in vivo; A comparison with obsessive-compulsive patients. Behav Res Ther 15; 491-495.
4) Foa EB, Steketee G, Graspar JB et al. (1984) Deliberate exposure and blocking of obsessive-compulsive rituals; Immediate and long-term effects. Behavior Therap 15; 450-472.
5) Foa EB, Wilson R (1991) Stop Obsessing!: How to Overcome Your Obsessions and Compulsions. Bantam.
6) Greist JH (1992) An integrated approach to treatment of obsessive compulsive disorder. J Clin Psychiatry 53; 38-41.
7) 飯倉康郎 (1994) 強迫性障害の行動療法の治療経過—強迫性の対応についての検討. 精神療法, 20(1); 45-51.
8) 飯倉康郎 (1999) 強迫性障害の行動療法と薬物療法. 脳の科学, 21; 851-859.
9) 飯倉康郎 (2001) 強迫性障害の行動療法—症例と治療形式の工夫. こころの科学, 99; 26-32.
10) 飯倉康郎 (1999) 強迫性障害の治療ガイド. 二瓶社.
11) 飯倉康郎 (2001) 他人が側にいる状況では症状が出にくかった強迫性障害患者の入院治療経過—頭の中の儀式行為への治療的介入の工夫. 精神療法, 27(6); 653-661.
12) Kozak MJ, Foa EB (1997) Mastery of Obsessive-Compulsive Disorder, Therapist Guide. The Psychological Corporation.
13) March JS (1998) OCD in Children and Adolescents; A Cognitive-Behavioral Treatment Manual. Guilford.
14) Marks IM, Hodgson R, Rachman S (1975) Treatment of chronic obsessive-compulsive neurosis by in vivo exposure. Brit J Psychiat 127; 349-364.
15) Meyer V (1966) Modification of expectations in cases with obsessional rituals. Behav Res Ther 4; 273-280.
16) 本村啓介, 山上敏子 (2000) 強迫性障害の発病状況—治療的観点から. 精神医学, 42(5); 499-507.

17) Rachman SJ, Hodgson RJ (1980) Obsessions and Compulsions. Prentice Hale.
18) 芝田寿美男 (2001) 自傷行為と被害妄想を呈した強迫性障害の一治療例. 日本行動療法学会第27回大会発表論文集, 109-110.
19) Steketee G (1990) Obsessive-compulsive disoreder. In Bellack AS et al. (ed.) International Handbook of Behavior Modification and Therapy. 2nd edition. New York: Plenum.
20) The Expert Consensus for Obsessive-Compulsive Disorder (1997) Treatment of obsessive-compulsive disorder. J Clin Psychiatry 58 suppl.4; 2-72.
21) 山上敏子 (2001) 強迫性障害―わたくしの治療の進めかた. 精神科治療学, 15(11); 1197-1202.

第15章

曝露反応妨害法を行うための
行動療法の技術
自力での日常生活が困難になった重症OCD患者の入院治療を通して

I　はじめに

　強迫性障害の治療には曝露反応妨害法（ERP）を中心とした行動療法が最も有効な心理療法であると報告されている[3,10]。曝露反応妨害法は，曝露法と反応妨害法を組み合わせて同時に用いる方法である。前者は，患者が強迫症状の引き金になる先行刺激状況に不安や不快感が下がるまで長時間直面する方法であり，後者は，これまで不安や不快感を下げるために行っていた強迫行為を行わずにすませることを強迫衝動が下がるまで持続する方法である[1,8]。これは，学習に関する研究の結果を臨床に応用したものである。1966年にMeyer[7]が症例報告して以来，治療効果を高めるために多くの治療プログラムが研究され，概して約75％の改善率を示すと報告されている[9]。

　しかし，実際に行動療法を行う場合に治療の導入の難しさや治療途中でのドロップアウトなどが，問題点として指摘されている。欧米のあらかじめ期間が設定された外来集中治療プログラムでは，治療にエントリーする前に，十分な説明と動機づけを行い，そこで患者が同意してはじめて治療が開始されることが多い[2]。このシステムによって，比較的生活の障害が少なく，治療に関する理解がよく十分に動機づけられた患者が治療研究の対象となり，そのために高い改善率を示している可能性がある。しかし，実際の治療では，そのような患者ばかりではなく，症状が重症で容易に通院できなかったり，家族を強く巻き込んでいたり，暴力をふるっていたりするケースもある[4]。また，はじめは患者本人よりも家族が治療を強く求めて受診することも少なくない。このような困難なケースをいかにして治療に導入していくか，動機づけていくかという観点も強迫性障害の治療を考える上で重要である。

(1) 強迫症状を機能的に分析する

(2) 治療の対象を明らかにする

(3) 治療のための環境を整える

(4) 治療技法を選択したり，組み合わせる
 ・曝露反応妨害法　　　　　⎱ 治療者の強いかかわり
 ・思考中断法　　　　　　　 　による治療
 ・認知修正法　　　　　　　　↓
 ・モデリング
 ・プロンプティング　　　　 患者のセルフコントロール
 ・シェイピング　など　　　 による治療

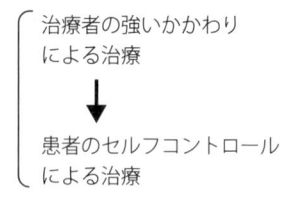

図1　強迫性障害の治療の流れ

図1は，肥前精神医療センターでの強迫性障害に対する行動療法の進め方の概略を示すものである。まず，何が患者の問題であるのかを明確に把握する。すなわち，何が強迫症状であり，それが，患者の日常生活にどのような影響を与えているのか，その症状はどのように維持されたり，悪化したりしているのかを機能的に分析し，どこを治療の対象にするのかを明らかにする。そして，入院あるいは外来での治療を行うための環境を整える。治療技法は，ERPを中心に行うが，その際，治療を行いやすいようにモデリングや正の強化やプロンプティングなど，種々の行動療法の技法を組み合わせながら行う。はじめは治療者が付き添い，強くサポートしながら行い，徐々に患者のセルフコントロールで症状がコントロールできるようにしていく。

ClomipramineやSSRI（選択的セロトニン再取り込み阻害薬）などの薬物は行動療法と併用し，漸増して，治療効果が得られたら漸減していく方法をとっている。また，強迫性緩慢や生活全般にわたる確認行為のために日常生活ができない患者，また，若年発症のために生活技術が不足している患者などには，ERPだけではなく，プロンプティング，モデリング，シェイピング，正の強化法などの行動療法の技法を用いて生活に必要な行動を形成することもよく行われる。

このような段階を踏んで治療は進められるが，実際の治療では，患者個々の知的能力，生活様式，文化，嗜好，考え方の傾向などが異なるために，具体的な治療の進め方の細部も患者に応じて異なるものになる。このような患者に合

わせた柔軟な治療を行っていくためには，問題の評価や治療的な介入に関するさまざまな行動療法の技術が必要である。

本稿では，強迫症状のためにほとんど自力での日常生活ができなくなった強迫性障害患者の治療経過を呈示する。それを端的にまとめるとERPを中心とする治療ということになるが，その治療過程ではさまざまな行動療法の技術が駆使されている。以下，症例を詳細に記述した後，各段階で用いられた行動療法の技術について検討を加えたい。

II 症　例

【患者】 23歳　女性
【主訴】 針が気になり確認する。
【生活歴ならびに現病歴】
元来知的にやや低く，小学校のときは，数科目が特別クラスであった（IQ67）。中学のころから体調不良になることがよくあり，高校3年まで小児科に通院した。その影響もあり，自らの体の状態には敏感であった。勉強は苦手であったが，努力して普通高校を卒業することができ，調理専門学校を経て，調理場で要領が悪いながらもなんとか3カ月間働くことができた。その後，体調を崩し，内科の病院に入院となった。その入院中に隣の患者から，看護師がベッドに針を忘れていったことを聞かされ不安になり，それ以後針が体の中に入っているのではないかと気になるようになった。このころが強迫性障害の発症と思われる。退院後も針のことが気になることは続き，何か光るもの，黒いもの，長いものなどが見えたり，ちくっとするなど感じたり，物音を聞いたり，舌がざらっと感じたりすると，すぐに針のことを心配して，自分で体を確かめたり，家族に大丈夫か時々確認するようになった。その後，徐々に症状は増悪し，一日中針が体に入っていないか気になるようになり，その確認行為に家族を巻き込み，本人も家族もかなり日常生活に支障をきたすようになった。この一連の症状は，さらに悪化し，睡眠や食事も十分にとれなくなったためA病院外来受診となった。

【外来治療経過】
初診時，本人が治療を強く拒否したため，治療者は強引に進めずに，治療を受ける気になったら連絡を入れてもらうという対応をすることにとどめた。そ

の後，患者は家で「何か針みたいなものがついている。恐い」と大声を出して泣きわめくことが多くなり，食事，トイレなど日常生活すべて家族に介助してもらうようになった。家族は，患者から一時も目が離せなくなったため仕事を含めて自らの生活がほとんどできなくなった。家族が患者を病院に連れてきてとりあえず外来通院は再開となったが，そのときも患者は治療には拒否的であった。その際，不穏状態を軽減させる目的で使用した抗精神病薬の副作用がきっかけで定期的な外来通院ができるようになったが，入院治療はあいかわらず拒否していた。症状はさらに悪化し，夜間不安で泣きわめき，ほぼ毎日夜間緊急外来を受診して鎮静系の薬物注射や点滴をしてもらうようになった。受診のたびに，当直医や主治医が入院治療の必要性を説明した結果，初診から約6カ月後にA病院の神経症治療病棟の個室ゾーンに任意入院することができた。「危ない針みたいなものが部屋に入ってくる」という不安のため，患者の希望により施錠して個室を使用することになった。

【入院後治療経過】

1）入院生活の定着まで

　入院時，患者は針のことを恐れるために，ひとりではほとんどのものに触ることができなかった。ベッドのシーツを何回も大丈夫か看護師に確認して，かろうじて寝ることができた。はじめは食事，トイレ，風呂，洗面などの日常生活をすべて看護師や親が全面介助で行うことにした。また，針がついていないかの確認を患者が求めた際は看護師が「大丈夫」と保証して安心させるようにした。その結果，患者は，確認行為は多かったものの，個室内で「なんとか落ちついて過ごせる」と言うようになり，入院約1カ月後で，ようやく入院生活を定着させることができた。

2）曝露反応妨害法（ERP）の導入

　次に，ERPを開始するために，治療者は，強迫症状と治療についての概念をわかりやすく教えることを試みた。例えば患者が大丈夫かどうか保証を求めるたびに「それは確認です」と治療者や看護師が統一して返し，それが確認という症状であることを理解させるようにした。また，「きらっと見える，チクチクする≠針」「本当は危険でないのに危険だと思い込んで避けていることを克服するのが治療です」という貼り紙を個室の中に貼り，症状や治療の概念を説明した。これを用いて，患者が確認行為をしようとした際に「貼り紙には何と書いていますか」と対応することで，治療者や看護師が患者の確認に巻き込

まれるのを減らすことができた。

　次に，患者が危険だと思って避けていることに対する曝露を実際に開始した。はじめ治療者は，患者にERPの原理を説明してから曝露を行おうとしたが，患者はなかなか理解できず，躊躇して進まなかった。一方看護師による日常生活の介助においては，針が気になっても看護師がタイミングよく促すと意外にあっさりできるときがあることが観察されていたのでそれを利用することにした。例えば，朝の洗面のときに「針が見えるタオルで顔をふかれたので怖かった」と患者が述べた場面では，「針が見えて恐くてもタオルで顔をふくことができたんやね」のように，「させられた」を「することができた」とリフレーミングして，できたということを評価した。また，「その不安はずっとは続かなかったね」と，その過程を振り返らせて不安が最終的に下がったことを教えることで曝露による habituation（馴化）の原理を説明した。さらに，「一度できたことは何回もやればやるほど楽になる，しないともったいない」のように，一度できた行動を一回だけで終わらせずに，確実に毎回行うように促したり，他の曝露を行う際に，「タオルで顔をふいたときのことを思い出してごらん。……」とこの体験を曝露の説明材料として取り上げた。

　このように，看護師による日常生活の介助の中で患者がすでに曝露を行わざるを得なかった場面を取り上げて，次の治療への動機づけに利用することを繰り返した。その結果，患者は曝露の意味をだんだん理解できるようになり，次はこれに触りましょう，やってみましょうというような計画的な ERP も少しずつ行えるようになった。

　病棟の日常生活においては，看護師がそばにいれば食事，洗面，トイレ，入浴など，できることが急速に増えていったが，いまだに看護師にそばで見ていてもらわないと安心できない状態が続いていた。患者は看護師に「針のことが心配なので目を離さないでほしい」と常に要求していたが，ある日，看護師が他患者の突発事で患者から目を離さざるを得ないエピソードが起こった。患者は非常に不安になり，看護師に対して「ひどいことをされた」「恐いから親を呼んで」と激しく文句を言って興奮した。その際，看護師は，不安は時間が経てば下がること，目を離すことは遅かれ早かれ治療しないといけないことを説明して患者に付き添い，その状態を耐えるよう促した。時間が１時間ほど経つと，実際に不安が下がり，患者は親を呼ばなくても不安が下がることを体験できた。その後，何度か看護師が目を離さざるを得ないエピソードがあったが，

回を重ねるごとに不安の程度が軽くなることを認めることができた。そこで，治療者は，「これからは治療のため時々わざと目を離すよ」と説明して，実際にそのようにした。そうして少しずつ患者は治療者や看護師が見ていない状態に耐えられるようになっていき，個室ゾーン内から大部屋ゾーンの個室に移室することができた。

3）セルフコントロールによる曝露反応妨害法への展開

一方このころから，患者は自分の気になったことをつぎつぎに強迫的にメモし，面接のときに治療者に莫大な量の内容の保証を求めるようになった。それに対して治療者は次のような決まり文句で対処行動を教え，不安刺激状況への曝露と反応妨害を促した。例えば，患者が「何か針のようなものが体についていて不安」と言ってきたときに，「針のようなもの」が実際についていない場合には，「放っておくこと」と応答した。また，「針のようなもの」が髪の毛や糸くずであった場合には「自分で取りましょう」とか「人に取ってもらうのは最悪」のように応答した。患者は，それを毎回，決まり文句として言われた結果よく理解できるようになった。そこで，治療者は，次の段階では，患者が同じようなことを訴えてきた際に「そういうときはどうしますか？」とか，「最悪（の選択）は？」など患者に質問して返すような対応を行った。その対応によって，患者は自ら対処の方法を考えるようになり，強迫的なメモや治療者に質問して確認する行為はかなり減少した。

また，患者は何か嫌だなと思った瞬間，そのものを触らないようにしたり，近くを通るのを避ける傾向があったので，その瞬間を捉えて「逃げたらいけません」という決まり文句を頻回に用いた。例えば，患者がきらっと光って見えた椅子をあぶないと思って避けて他の椅子に座ろうとしたときに，「今，何か嫌だなと思ったでしょう？ そういうときこそその椅子に座りましょう。逃げたらいけません」と，回避しようとする瞬間を捉えて患者に指摘し，即 ERP を行ってもらった。そして，「何か嫌だなと思ったときこそわざと挑戦する」という積極的な ERP の習慣をつけるよう指導した。こうした指導を繰り返した結果，日常生活の中で瞬間的に避けることが減ったと患者は述べた。

その後，患者は，外出や外泊が可能となり，その際に自宅での ERP のホームワークの課題を行った。その際，はじめの段階では，治療者は患者と電話で話しながら，その場で躊躇せずに ERP を行うように勇気づけたり，実行できたことを賞賛して他の ERP の課題も行うように動機づけたりした。次の段階

では電話を用いずに，ERP の課題のセルフモニタリングを報告してもらうことによって確実に自宅でセルフコントロールによる ERP が実行できるようになった。

患者は，入院後約１年間で退院となり，その後の外来通院と日常生活の中での ERP により寛解し，仕事をしながら安定した生活を送れるようになった。

４）患者の短期目標，長期目標

治療経過の中では，患者の励みになるような具体的な短期目標を設定した。その例のひとつが，入院の３カ月後に予定されていた人気グループのコンサートであった。患者はどうしてもそのコンサートに行きたいと述べ，チケットを購入した。それに行けるためには，光，音，人などのさまざまな刺激に慣れる練習が必要と説明し，患者が入院生活の中で光や音などを気にして回避しようとしたり，確認しようとした場面で「コンサートに行けるにはこの刺激に慣れることが必要」と伝えることで治療への動機づけを高めるようにした。結局，コンサートには行くことができ，「気になることがありながらも楽しむことができて自信がついた」と患者は述べた。また，患者はしばしば，「将来東京で一人暮らしをしたい」と述べていたので，それを長期の目標として取り上げた。一人暮らしができるためには，人に確認せず何でも自分の判断でできることが必要であると説明した。治療の後半で，患者が確認行為をして治療者や看護師に依存的になりそうなときにこの話題を取り上げることで，患者のセルフコントロールへの動機づけを高めることができた。

Ⅲ　考　察

生活の障害が著しい重症の強迫性障害患者に曝露反応妨害法（ERP）の治療を行っていくには，今患者がどのような治療の段階にあるのかを把握することが必要である。そして，その時点で可能な治療目標を設定して，その目標を達成しやすくなるように行動療法の技術を工夫して用いることが重要なポイントとなる。その過程では，患者の能力やこれまでの体験や行動パターンなども考慮し，仮説－検証を繰り返しながら修正したり調整したりしながら治療が進められていく。

ここでは，症例を参照しながら，強迫性障害の ERP の治療経過の中でよく用いられる行動療法の技術に関して，以下のような５つの項目に分けて考察す

ることにした。

1. 治療へ導入する

1) 患者に治療への主体性をもたせる

まず，治療の導入にあたって，患者がどの程度自らの病気について理解できているか，治療を行いたいと思っているのか，そうであれば何を治療したいのかなどを把握することが必要である。症例のように家族から半ば強引に病院に連れてこられた場合などは，すぐに治療に導入しにくいことが多い。そのようなときに，「患者に治療意欲がないので治療できない」と決めつけてしまうとそこで治療への導入の芽を摘んでしまうことになる。よく話を聴いてみると，患者が治療の方法があることを知らなかったり，症状が長期に持続しているために症状の不合理性を感じられなくなっていたり，など，いろいろな理由で治療意欲がないようにみえるケースも少なくない。その際に，治療者は患者が自らの問題点を理解して治療したいという気持ちになるように導くことが大切である。その過程にかなりの時間を要することもある。

この症例でも，外来初診後の中断から外来再開まで，さらに，入院までに長い期間がかかっているが，その間に，主治医や当直医が治療の必要性の説明と入院の説得を繰り返し行った結果，患者自らが決意して入院することができている。この段階がなかったら，治療者や看護師と患者との間の良好な治療関係は築けなかった可能性もある。

2) 安心できる環境を設定する

多くの重症の患者は強迫症状によって生活が振り回されて，冷静な判断ができない状態にある。そのために，治療初期の段階でいろいろな刺激や情報に翻弄されると，治療がわき道に逸れたり，ドロップアウトしたりする可能性がある。治療が軌道に乗るまでは，精神的に不安定になることを最小限にし，患者との間に信頼関係を築くことが大切である。そのため，できるだけ症状が出現しにくいような環境を設定する必要がある。その際，あえて行動範囲を狭くしたり，活動を少なくするような工夫をすることが多い[11]。症例では，入院してしばらくは，個室ゾーンを利用して外からの刺激を避けたり，不安を訴えた際に保証して安心させたりしたことがあげられる。確認行為に対してそれを保証するというのはERPのセオリーに矛盾することではあるが，この症例の場合，入院当初の不安を最小限にして入院生活を定着させることを優先したため

にこうした手段をとった。その後，入院生活が定着してからは，保証を求める確認行為をしないですませる方向へ転換している。

2. 症状や治療方法に関する理解を深める

ERPは，「実際は恐れる必要がないのに避けてしまっている対象に持続的に直面することで不安や不快感を下げる」という治療であるが，それを患者が十分に理解していなければ，患者は治療者から嫌なことを無理やりさせられると感じて治療がうまくいかない結果になりうる。どこが症状であるのか，症状がどのようにして維持されているのか，どのような治療の方法があり，それを行うとどういうことが起こりうるのか，などの情報を理解しやすいように患者に提供する工夫が必要である。その際，患者の能力や特徴を考慮して，患者に合った方法を検討することが大切と思われる。例えば，会話で伝えるだけでなく，視覚的に紙に書いて貼ったり，患者自身にも書いてもらったりする方法がよく用いられる。症例でも，ポイントを紙に書いて貼ることで症状や治療の概念の理解を深めることができている。さらに，貼った紙を適宜参照することで，看護師が患者の確認の症状に巻き込まれることも減っている。

また，理解を深めるためには，ポイントを患者の頭に入りやすいような決まり文句のパターンとして繰り返し伝えることもよく行われる。症例でも「これは確認です」とか「逃げたらいけません」などの言葉を，治療者や看護師がタイムリーに患者へ返すことで，患者が症状や治療のポイントをよく理解できるようになったと思われる。

3. 予定外の出来事による患者の不安状態に対して柔軟に対応する

強迫性障害のERPの治療プログラムでは不安や不快感を引き起こす刺激状況のヒエラルキーを患者とともに作成し，段階的にやさしい対象から難しい対象へと進めていくのがオーソドックスな方法である。しかし，実際の臨床では，その治療の過程の中で，患者にとって予定外である出来事が起こることも少なくない[6]。その際，起こった出来事を取り上げて，そのとき患者がどのように考え，どのように感じて，どのように振る舞い，その結果がどうであったかを分析して患者にフィードバックすることは非常に意義がある。

その体験が患者の治療にプラスに働くことも少なくない。例えば，患者が「嫌な体験」として述べたことの中に，「できていること」が含まれていることも

しばしばある。この症例では，日常生活での看護師の介助の場面で起こった「針が見えるタオルで顔をふかれた」のように「させられた」と述べた場面をリフレーミングし，「それでも行うことができた点」「その後に不安が下がった点」をフィードバックすることで次の ERP を行いやすくすることができている。

また，予期せぬことが起こったときなどに，治療者や看護師や家族を攻撃することで治療の本筋から逸れそうになることも時々起こる。その場面での対応はケースバイケースであるが，そのときの治療者や看護師と患者がどの程度良好な治療関係を築けているかによって大きく異なる。この症例では患者が「ひどいことをされた。お母さんを呼んで」と興奮した際に，看護師が自信をもって患者に付き添い，時間が経てば不安が下がることを患者に体験をさせることができている。さらに，この体験をフィードバックすることにより，次の治療の段階へ進めやすくすることができるなど，このハプニングを切り抜けた体験が次の段階へのステップアップにつながっている。

4．セルフコントロールへつなげる

治療者や看護師の強いサポートによる ERP から患者自らのセルフコントロールによる ERP へと切り替えていく過程において，患者ひとりで治療課題を行ってもらうホームワークは非常に重要である。しかし，治療者と一緒であれば容易にできることが患者ひとりでは避けたり，躊躇したり，ごまかしたりすることが実際の臨床ではしばしばみられる。患者にホームワークを確実に行ってもらうためには，まず，ホームワークの重要性を患者に十分に理解してもらうことが必要である。ホームワークを行う際には，課題を確実に実行しやすくするように，セルフモニタリングによって結果を報告してもらうことが多い。ひとりで行うことの躊躇が著しい患者の場合，症例のように電話で連絡をとりながらホームワークの課題の遂行を促したり，その結果をフィードバックすることもよく行われる手段である。その際も最終的には，電話を用いずまったくひとりで症状をコントロールすることをめざすように意識づけることが大切である。

また，セルフコントロールを促進するために，患者自らにひとりの場面で不安になったときの対処の方法を自分で考えてもらうようにすることも大切である。症例では，決まり文句として対処法を教える段階から質問形式で患者自らに考えてもらうように工夫したことで，患者が依存的に治療者に確認する行為

を減少させることができている。

　また，治療がかなり進んでも，瞬間的，自動的に回避行為や強迫行為をしてしまっている場合がある。そういうときはそうした行動が起こる瞬間をタイムリーに捉えて指摘することを筆者はよく行う。症例では，治療者が「今，避けようと思ったでしょう？」と，患者が思わず自動的に避けようとしている瞬間を捉えて，ここががんばりどころであると指摘したことで，患者は自動的な回避や強迫行為の瞬間に気づくようになっている。

5．治療への動機づけを高める

　ERP を患者が積極的に行うようになるためには，治療の初期の段階で habituation の成功体験を得ることが重要である[5]。そして，それをフィードバックすることで次のステップの治療への動機づけに利用することができる。また，治療の結果できるようになったことや生活がしやすくなった部分を探し，こんなに動きやすくなった，便利になった，楽になった，などの変化を強調することもよく行われる。症例でも，看護師の介助の際に観察された自然発生的な ERP の体験を，「できたこと」という成功体験としてリフレーミングして次の ERP の治療へつなげることができている。

　また，症状を治して具体的に何をしたいかという目標があると治療への動機づけが行いやすい。この目標には，近いうちに何ができるようになりたいかという短期目標と将来どういうことをしたいかという長期目標がある。この症例では短期目標として患者の興味のあることを取り上げた。例えば入院3カ月後にあるコンサートに行くことが目標となり，それに行けるためには光や音や人の刺激になれる必要がある，など必要な課題を提示した。患者はそれを克服するためにがんばり，実際にコンサートに行って楽しめて自信をつけることができている。また，長期目標としては，将来東京で一人暮らししたいことを述べていたので，その目標を取り上げてセルフコントロールの必要性を説明したが，そのやり方は患者には説得力があったようである。以後，患者は積極的に治療に取り組み，最終的に自立した生活ができるようになっている。

Ⅳ　おわりに

　本稿では，自力での日常生活ができなくなった重症 OCD 患者に対して曝露

反応妨害法の治療を進めていくには,さまざまな行動療法の技術を駆使することが必要であることを述べた。特に,行動療法の入院治療における看護師による治療行為(日常生活を介助しながらの観察,確認行為への統一した対応,予定外の出来事への柔軟な対応など)の重要性について多く記述したが,そのような治療が行えるためには,治療者と看護師が双方向性に患者の情報を交換できるような病棟の体制が不可欠であると筆者は考えている。

参考文献

1) Emmelkamp PMG (1982) Phobic and Obsessive-Compulsive Disorders; Theory, Research and Practice. New York: Plenum Press.
2) Foa EB (1993) Therapist Procedures for OCN Study (Unpublished).
3) Greist JH (1992) An integrated approach to treatment of obsessive compulsive disorder. J Clin Psychiatry 53; 38-41.
4) 飯倉康郎,後藤晶子,山本 宙 (2000) 強迫神経症の行動療法の総合研究 (3). メンタルヘルス岡本記念財団研究助成報告集, 12; 7-11.
5) 飯倉康郎 (2005) 行動療法概論. In 飯倉康郎 (編著) 強迫性障害の行動療法. 金剛出版, pp9-39.
6) 飯倉康郎 (2005) 強迫性障害の入院治療. In 飯倉康郎 (編著) 強迫性障害の行動療法. 金剛出版, pp132-175.
7) Meyer V (1966) Modification of expectations in cases with obsessional rituals. Behav Res Ther 4; 273-280.
8) Rachman SJ, Hodgson RJ (1980) Obsessions and Compulsions. New York: Prentice Hale.
9) Steketee G (1990) Obsessive-compulsive disorder. In Bellack AS, Hersen M, Kazdin AE (ed.) International Handbook of Behavior Modification and Therapy. 2nd edition. New York: Plenum.
10) The Expert Consensus for Obsessive-Compulsive Disorder (1997) Treatment of obsessive-compulsive disorder. J Clin Psychiatry 58 suppl.4; 2-72.
11) 山上敏子 (1987) 強迫神経症の行動療法. 九州神経精神医学, 33(1); 1-7.

第16章

重症広場恐怖に対するリハビリテーション的アプローチの試み

I　はじめに

　パニック障害と広場恐怖の治療研究は1980年代以降,薬物療法,心理療法ともに精力的になされてきた[15]。薬物療法としては,セロトニン再取り込み阻害薬,三環系抗うつ薬,ベンゾジアゼピン系抗不安薬などの効果の研究が行われ,それらの用い方のガイドラインが確立されている[1,16]。また,心理療法としては,行動療法と認知療法の研究の果たした役割が大きく,成因や治療に関する魅力的な仮説が提唱されている[3,4,14]。米国精神医学会治療ガイドラインによると,心理療法の治療要素として,心理教育,継続的なパニック症状の観察,呼吸法訓練,認知再構築,恐れている状況への曝露の5つが掲げられている。こうした治療要素を用いた十数セッションからなる治療プログラムが数多くつくられており,高い治療成績が報告されている[3,5,9,13]。また,集団認知行動療法プログラムや,電話,インターネット,モバイルコンピューター等を用いたセルフヘルプ治療プログラムなど,治療効率やコストの削減を意図した治療研究もさかんに行われており,これも高い治療成績が報告されている[6,10,12,17]。さらに,近年ではマスコミ,書籍,インターネットなどによる啓蒙活動もさかんに行われており,パニック障害と広場恐怖は一般の人々にも広く知られる疾患となった。

　このような現在の趨勢をみると,ほとんどのパニック障害と広場恐怖は治療が確立されて比較的容易に進められるのではないかという印象をもたれるかもしれない。しかし,一方で著しい生活の機能障害をきたしているために治療に導入できなかったり,充分な治療効果が得られない重症患者がいまだに数多く存在している実態があることを見過ごしてはならない。このような患者の場合,

重症の広場恐怖の症状によって自立した生活ができなくなっているパターンがほとんどと思われる[7, 11, 18]。彼らに対しては前述したような既製の治療プログラムに導入することは困難であり，その場の状況に合わせた柔軟で辛抱強い対応が不可欠となる。本稿の大きなテーマは「精神科リハビリテーションと精神療法」であるが，重症化した広場恐怖の治療は，まさにリハビリテーションといえるものであろう。本稿では，重症の広場恐怖によって自宅に引きこもり，著しい生活の機能障害をきたした症例を呈示する。その病歴や治療経過を詳細に述べながら，問題の分析のしかた，治療の対象と目標の設定，治療の場と治療方法の工夫，などについて検討を加えたい。

II 症 例

【患者】18歳　女性
【主訴】ひとりで外出できない。
【生活歴・現病歴】

同胞はなく，一人っ子として育つ。幼少期からしっかりしていると言われていた。小学校4年生ごろまでは友人との関係もよく，楽しく遊ぶことができていたが，5年生ごろからクラスメートとの人間関係に悩むようになった。中学に入るとさらに他児に対して緊張し，人前で恥をかくのではないかと心配することが多くなった。中2の修学旅行中に胃炎になったころから，自らの胃腸の具合を常に意識するようになった。中2の3学期に学校で便意をもよおしてトイレに行くことが数回あり，それを他生徒から見られることが恥ずかしいと考えて早退を繰り返すようになった。中3でいったん腹部症状は軽くなり，早退することがなくなったが，2学期より再び学校でトイレに行きたくなることが数回起こった。他生徒から見られることを極度に意識して，学校へ行くことも恐くなり，結局不登校になった。その後も学校に行く自信がなく，不登校のまま中学を卒業した。高校にも行く自信がなく，高校入試も受けず進学しなかった。

中学を卒業して1カ月ほどたったころ，犬の散歩をしているときに急に便意をもよおすことがあった。その際に，どうしたらよいか混乱してあせり，動悸や気が遠くなるような感覚などの強い不安症状が出現して苦悶した。その後なんとか家に戻り，実際に外で恥をかくことはなかった。しかし，そのときの苦

しい体験が強く心に残り，外でトイレに行きたくなることや周囲に助けてくれる人がいない状況で強い不安が出現することを心配して，ひとりで外出することがまったくできなくなった。その結果，自宅に引きこもり，家族以外の人との接触がなくなり社会的に孤立した。また，同年代の人たちが高校に行っていることに対して強い劣等感を感じていた。意気消沈して何もする気にならず，いらいらして家族に八つ当たりすることも多くなった。両親が共働きのため，日中は自宅にひとり（離れに祖父母がいる）で過ごしていたが，その生活も徐々に怖くなっていった。そこで，家族はカウンセラーに自宅まで訪問をしてもらうようにした。患者はカウンセラーとはよい関係がとれて，カウンセリングの間は楽しく会話できるようになった。

一方そのころ，インターネットで自分の病気について調べたところ，自分がパニック障害ではないかと思うようになった。さらに，パニック障害にはカフェインがよくないなどの情報を見て，以後食べ物に異常にこだわり拒食傾向になった。その結果，体重が激減し，月経も止まった。低栄養状態，腹痛などの腹部症状の訴えも多くなってきたことから，カウンセラーは病院を受診することを強く勧めた。すぐに受診することが困難であったため，A病院の医師が往診にて身体診察と面接を行った。患者はその診察でずいぶん安心し，その医師を信頼した。その医師（以後主治医）の強い働きかけでX年（18歳時）にはじめてA病院に母親同伴で来院して外来受診することができた。

Ⅲ　症例の病態と診断のまとめ

これまでの経過から，患者の病態と診断は以下の（1）から（6）のようにまとめられる（図1参照）。
(1) 人前で恥をかくことを恐れる傾向：小学生高学年から対人緊張が強くなり，他生徒への接触を避けて孤立するようになった。他生徒の前で恥をかくことを強く恐れるようになっていた。
(2) 自らの身体の状態に過敏になる傾向：修学旅行の胃炎をきっかけに自らの消化器症状に対して過敏になった。学校で数回便意をもよおしトイレに行ったことを恥ずかしく思い，最終的に学校に行けなくなった。
(3) 状況依存性のパニック発作：犬の散歩中に便意をもよおし，そのときどうすればよいか混乱するエピソードがあった。その際，動悸，気が遠くな

```
人前で恥をかくことを恐れる傾向
                        自らの身体状態に過敏になる傾向    ⎫
                                                      ⎬ 発症の準備段階
                     ↓                                 ⎭
                    不登校
─────────────────────────────────────────
            犬の散歩中の便意をきっかけとした
              状況依存性のパニック発作
                     ↓
                   予期不安
                     ↓
                   広場恐怖
                     ↓
                  引きこもり
               ↙    ↓    ↘
        身体状態の悪化        家族への強い依存
                  二次的な抑うつ状態
```

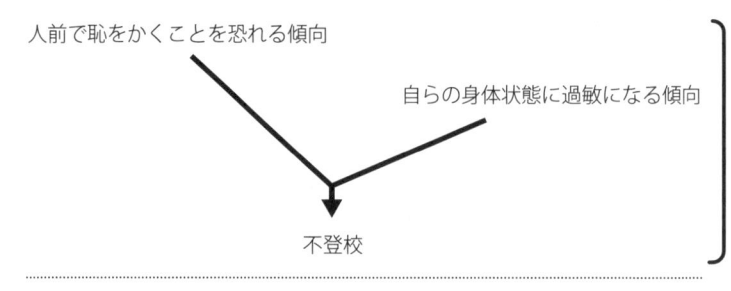

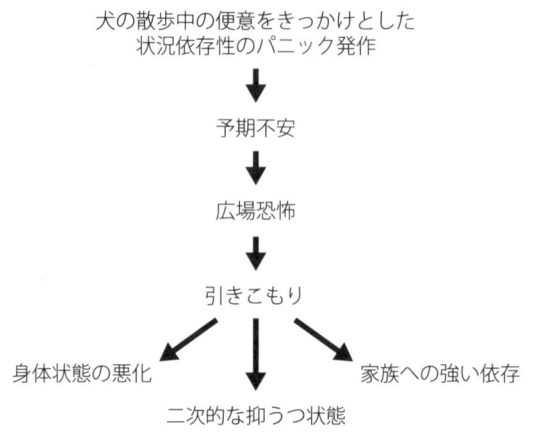

図1　パニック発作，広場恐怖の発症と重症化の過程

　　る感覚などの強い不安症状が出現した。
（4）予期不安と広場恐怖：ひとりで外に出るとまた同じような苦しい体験をするのではないかという心配が強くなり，ひとりで外出することがまったくできなくなった。
（5）二次性の抑うつ状態：自宅への引きこもりが長期化し，同年代の人たちへの劣等感が強くなり，抑うつ状態になった。
（6）低栄養状態：インターネットの情報を曲解し，極端な食事制限をして拒食傾向，低栄養状態となった。

IV 外来治療経過

1．外来通院の定着

初回の外来受診の際，主治医は患者が病院まで受診できたことを大きく褒め，患者はそれを喜んだ。患者は以後継続的に外来通院ができるようになった。はじめは週1回の母親の送り迎えによる外来通院で，fluvoxamine, lorazepamなどの薬物療法と支持的精神療法，臨床心理士によるカウンセリングを行い，不安や抑うつがいくらか軽減した。自宅ではあいかわらずひとりでは外出することができない生活であったが，病院の外来の待合室ではひとりで何とか過ごせていることが明らかになった。そこで，次のステップアップができるのではないかと考えて，主治医はデイケアの導入を勧めた。

2．デイケアの導入

デイケアを導入することで期待できる点としては，①昼間の時間をひとりで過ごさなくてすむ，②朝から夕までの活動に参加することで生活リズムがよくなる，③家族以外の他者と接する機会ができ，対人関係のとり方の練習ができる，④不安が強くなったときでも，スタッフが常に近くにいることや外来診察ができる，などが考えられた。一方，家族が近くにいない状況で長時間過ごせるかどうか，統合失調症や精神遅滞の患者層になじめるかどうかなどが懸念された。

3．デイケア導入後の経過

母親の送迎でデイケア通所することとなった。はじめは外来通院の日に合わせて週1回の参加とした。徐々に慣れてくるにしたがってデイケア参加の日数を増やしていき，週5日の参加が可能となった。はじめのころ，患者は他患者やスタッフとの人間関係で不安定になって泣く場面がしばしばみられた。その際は，スタッフがそばについて慰めることで患者は落ち着いていた。自宅でも患者は自信がないと家族に訴えて八つ当たりすることがよくみられていた。しかし，デイケアに慣れていくにしたがって不安定さは軽減し，徐々に将来に対して前向きな考え方ができるようになった。

患者は何か仕事の練習をしたいと希望したため，デイケア導入の8カ月後よ

り，老人病棟の助手業務の手伝いをする作業療法を開始した。午前中作業療法，午後デイケア参加というスケジュールで行った。これは3カ月程続いたが，ある日，作業療法中にトイレに行きたくなった際，鍵を持っているスタッフが近くにおらず，すぐにトイレに行けずに動揺しパニックになるエピソードがあった。その場はなんとかスタッフを見つけて切り抜けたが，その衝撃は大きく，再び同じような状況に陥ることを恐れて作業療法に行くことができなくなった。

その結果，作業療法は中止して1日中デイケアに参加することに変更した。しかし，患者は，気持ちが乗らず，何のためにデイケアに行くのかと疑問を感じるようになり，気分がすぐれないという理由で容易にデイケアを休むようになった。そこで，主治医は患者とデイケアにいくことの意味について話し合った。将来どのようになりたいかについて尋ねたところ，患者は将来仕事ができるようになりたいと述べた。そこで，アルバイトで給料をもらえることを具体的な目標として掲げ，病院附属の施設でのパート勤務という計画を立てた。

デイケアに続けて参加することについて，「将来仕事を始めたら行きたくないと思う日でも行かなければならない。デイケアに多少調子が悪くても出てくることは将来仕事に行くことの練習になる」のように説明した。患者はその説明に納得し，多少気分がすぐれないときでも何とかデイケアに継続して通所することができるようになった。主治医，デイケアスタッフは毎日通所できていることをその都度褒めて強化した。

デイケアにおける人間関係では，他患者から嫌なことを言われたり，他患者の要求や誘いを断りきれずに動揺することが時々みられた。その際，スタッフがそばについてサポートしたり，具体的な対処方法をアドバイスしたりすることで，徐々に対人関係で動揺することが少なくなった。デイケアで安定すると，自宅でも家族に八つ当たりしたり泣いたりすることがほとんどなくなった。

4．外出訓練（曝露法）の導入

患者が就労をめざして前向きな気持ちになり，毎日デイケアに参加できるようになったため，主治医は外出訓練の導入を患者に勧めた。患者もそうしていきたいと希望した。外来通院を週2回に増やして，段階的に外出訓練を行っていくこととした。患者ははじめひとりで病院外に出ることに対して強い不安を訴えた。そこで，まず，主治医と一緒に徒歩2分の自動販売機まで行って病院

に戻ることを行った。その際ほとんど不安は訴えなかったために，次のステップとして携帯電話を用いながら主治医が診察室にいる状況で患者に自動販売機まで行ってもらった。はじめはずっと携帯をつないだまま会話しながら行ってもらい，それができたら今度は自動販売機に到着したときだけ電話をかけるというようにした。患者は少し不安になったが何とかできたと感想を述べた。短い距離で携帯を使いながらではあったがひとりで病院から外出できたことを患者は喜んだ。セッションを重ねるごとに徐々に距離を伸ばして片道10分くらいのコンビニまでの単独外出が可能になった。患者は失敗すると意気消沈してやる気をなくすことが予想されたので，はじめの段階では，患者のコンディションがよいときのみに行い，確実に成功体験を得られるようにと心がけた。

　途中，主治医がペースアップしようとしたときに，患者がもし失敗したらどうしようと考えて不安になり，外出訓練を恐れて通院しないことがあった。主治医は患者のペースに合わせることを強調し，「ペースが速いと感じるときは遠慮なく言ってほしい」と患者に伝えた。その話し合いで再び患者は外出訓練に挑戦することができるようになった。

　その後治療は進み，まったく電話をかけずに病院と目的地を往復するという治療課題ができるようになった。その際，「ちょっとした不安や体の違和感が出たときに"大変なことになった"と解釈することによってさらに不安が大きくなる」という悪循環のメカニズムを説明し，「さあ（不安よ）来い」という気持ちで不安に慣れようとすることが大切であることを伝えた。患者は，多少の不安を感じても動揺せずに外出訓練を行うことができるようになった。また，多少体のコンディションが十分でないときでも外出訓練を行うことができて，患者は徐々に自信をつけていった。病院を基点とした往復30分くらいの徒歩での外出が可能になり，次のステップとして自宅からひとりで短い距離を往復するホームワークも開始した。

5．院内パート就労の導入，そして院外の就労へ

　外出訓練が軌道に乗ったころ，計画していた病院附属の施設での助手業務のパートを行うことが決定した。朝家族に病院まで送ってもらい，午前中施設で就労し，午後デイケアでゆっくり過ごし，夕方に家族に迎えに来てもらうというスケジュールで行うことになった。患者は，はじめ，ジョブコーチについてもらい，仕事のやり方などの指導を受けた。時おりうまく仕事ができないこと

で落ち込んだり動揺することはあったが，施設の職員やジョブコーチ，主治医，デイケアスタッフなどのサポートによりその都度立ち直ることができた。また，働いた分，給料がもらえて，それを使って自分の好きなものを買えたという体験は患者にとってかなり自信になった。さらに，仕事ができていることにより同世代の人たちへの劣等感もなくなり，同窓会にも参加できて楽しく過ごすことができた。

この院内のパート就労はしばらく安定し，その間に将来やりたい仕事に関する専門講座を親の送迎で週1回受けに行くことができるようになった。また，バイクの免許を取得して自宅周辺をひとりで走ることができるようにもなった。

ところが，約1年後より，附属施設やデイケアにおける人事異動や環境の変化などをきっかけに気分が動揺して，パート就労における短期の休職と復職を繰り返すようになった。そして，悩んだ末に，自ら決断して附属施設とデイケアを辞めることになったが，専門講座受講と外来通院は継続できた。

それ以降の外来で，主治医が「バイクで病院まで来れたらいいね」と患者に言ったところ，次の外来には患者がひとりで自宅からバイクで来院して主治医を驚かせた。その後，自ら院外での就職活動を行い，数回の挫折を経た後，飲食店のアルバイトに定着して働けるようになった。その3カ月後には「自信がついた」と患者は述べていた。

6．全経過でのGAFスコアの推移

患者の社会適応と自己評価を総合的に判断する指標としてGAFスコア（機能の全体的評定尺度）を用いて経過をまとめると図2のようになる。このように，成功してはくじけて，また立ち直り，ということを繰り返しながら全体的に社会適応や自己評価が上がっていくという過程をたどっている。

V　考　察

1．パニック発作，広場恐怖の発症と重症化の過程

本症例のパニック発作と広場恐怖は図1のように発症し，重症化していった。その特徴は以下のようにまとめられる。

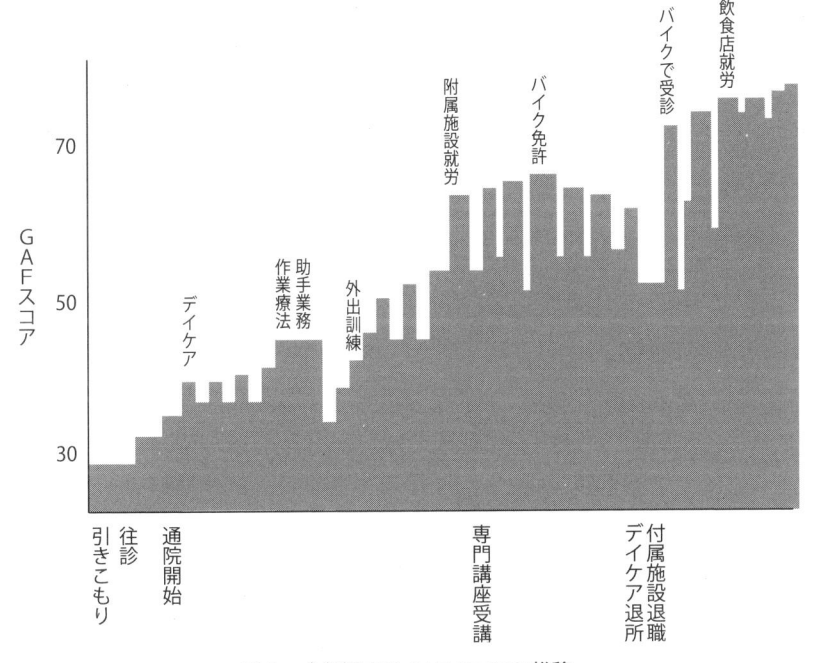

第16章　重症広場恐怖に対するリハビリテーション的アプローチの試み　219

図2　全経過でのGAFスコアの推移

1）状況依存性のパニック発作

DSM-IVのパニック障害の診断基準におけるパニック発作は，「予期しないパニック発作」であるが，本症例のパニック発作は犬の散歩中の突然の便意という明らかなきっかけがあるので，状況依存性のパニック発作といえるであろう。したがって，厳密にはパニック障害の診断はつかないことになり，「状況依存性のパニック発作を伴う広場恐怖」という診断が妥当と思われる。

2）パニック発作出現前のストレス要因

本症例のパニック発作は，平穏な状態に突然起こったものではなく，小学校高学年頃からの，人前で恥をかくことを恐れる傾向や自らの身体状態に過敏になる傾向と，その影響による不登校というようなストレス要因があり，それがパニック発作を引き起こす準備段階となっていたことが考えられる。これまでの研究によれば，パニック障害と診断されたケースの多くはよく調べてみるとパニック発作の出現に前に何らかのストレス要因があることがほとんどであると報告されているため[2, 8]，その観点からすると本症例もパニック障害の辺縁

群として捉えてもよいという解釈もありうると考えられる。

3）広場恐怖の重症化の過程

本症例では，1回のパニック発作の結果，外出するとまた突然体調を崩してパニック発作が起こるのではないかという予期不安が強くなり広場恐怖が発症している。この広場恐怖がさらに重症化した要因としては，広場恐怖になった結果，社会的孤立がいっそう進んだことがあげられる。それによって，同世代の人に対する劣等感や気分の落ち込みも強くなっていった。また，話せる相手が家族だけになったため，家族への依存も強くなった。さらに，ネットによる情報を曲解して拒食傾向，低栄養状態となって身体の不調をきたしたことも拍車をかけた。こうして治療導入前は，精神的にも身体的にもまったく自信のない状態に陥っていたと考えられる。

2．重症の広場恐怖の治療について

パニック障害と広場恐怖の行動療法や認知療法の治療プログラムは多く，高い治療成績が報告されている[3,5,9,13]が，本症例をそれらの治療プログラムに導入することは困難であった。それらのプログラムは心理教育，呼吸法やリラクセーショントレーニング，セルフモニタリング，曝露法や認知再構成法などを計画的に進めていくやり方であるが，そうした治療を行えるには，自分自身を冷静に観察したり，これまで避けてきたことに対して直面したりする勇気や元気や根気があることが必要である。しかし，本症例は前項で述べたように，強い不安と抑うつ，自信欠乏，家族への依存，などが顕著であったために，これらの治療行為を集中的に行うことが極めて困難であると考えられた。

本症例では，重症化した状態を改善していくために，今何をすることが可能か，とりあえず今は何を治療目標とするか，そのためには治療の場をどうするか，というような観点から治療を組み立てていった。図3は治療の流れの概略を示したものである。これらの各段階について以下検討を加える。

1）外来通院の定着

外来受診ができないために治療への導入ができず，慢性化してしまっている広場恐怖の患者は少なくない。そうした患者を外来受診させるためのアプローチには工夫を要する。本症例では，拒食や低栄養状態，腹痛などのために医師の往診という手段をとらざるを得なかったが，結果的にその往診によって患者が医師に安心感を抱けたことが外来受診につながったといえる。

図3 治療の流れの概略

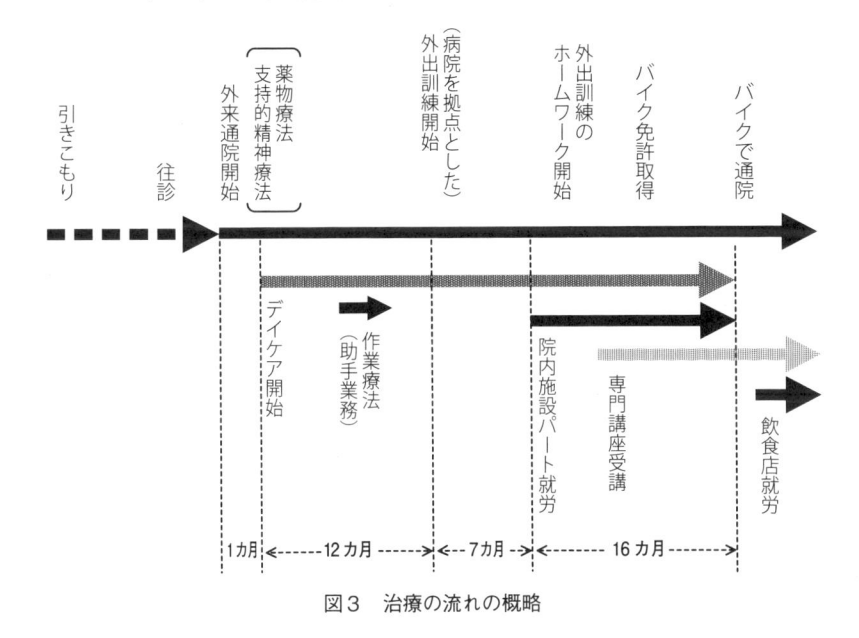

外来受診を継続させるためには，患者に受診してよかったと感じさせることが不可欠である。本症例では，病院まで来れたことを医師が褒めることや心理カウンセリングなどが通院の強化子になったと思われる。また，薬物療法により不安や抑うつがいくらか軽減されたことも継続的な通院に役立ったと考えられる。この外来通院の定着という段階に到達できたことにより，次のデイケア通所という手段が検討できるようになったといえる。

2）デイケアの定着

デイケアは本症例の治療のポイントといってもよいであろう。患者はひとりで行動できない不自由さをもっていたが，近くに誰かがいるという状況であれば何とか過ごせることが明らかになっていた。そこで，デイケア導入が試みられることとなった。はじめは患者が慢性統合失調症患者中心のデイケアになじめるかどうかという懸念があったが，何とか適応することができた。若い患者が少ないために，患者があまり劣等感を感じなくてすんだことも考えられる。

デイケア通所は患者に多くの効果をもたらしたといえる。まず，自宅に昼間ひとりで過ごす時間が減り，社会的孤立からの脱却ができたことがあげられる。また，他患者やスタッフとの関わりの中で対人技術を学ぶことができ，対人関

係における不安も軽減された。さらに，デイケアにある程度慣れて余裕が出てきたことから，仕事がしたいという患者の自発的な目標が芽生えたことは今後の治療を展開させていく上での大きな推進力になったと思われる。そして，このデイケアの定着という段階に到達できたことにより，次の外出訓練という手段が導入できるようになったといえる。

3）外出訓練

重症の広場恐怖の患者に対して外出訓練の曝露法を行う場合，患者がはじめの段階で強い不安を感じてしまうと，その後躊躇して次に進めなくなる可能性が高い。そういうわけで本症例では難易度が非常に低い課題から始めたり，コンディションがよいときのみ訓練を行うなど課題が成功しやすいように配慮した。進め方としては，短い距離を，①治療者と一緒に歩く，②治療者が診察室にいて携帯電話をつないだ状態で患者が歩く，③治療者が診察室にいて，目的地についたら患者が治療者に電話をかける，④まったく電話をかけずに目的地を往復してもらう，のように非常に細かいステップを踏んで行ったのが特徴である。この患者の場合，そこまで慎重にしないと容易に挫折してしまう可能性が高かったと思われる。そして，このはじめの段階をクリアしたことによって，「多少の不安や身体の違和感を"大変なことになった"と解釈してしまうことによって強い不安が引き起こされる」などの認知的な説明にも充分な理解が得られるようになった。それによって多少の不安や身体の違和感に積極的に直面していくような曝露法や自宅でのホームワークなどへと治療のレベルアップができるようになったと思われる。

4）院内パート就労から院外就労へ

中学のころから不登校，引きこもりで社会的に孤立していた患者にとって，病院附属の施設におけるパート就労という具体的な計画は治療意欲をかきたてることに大いに役立った。それを実現することが目標となり，デイケアに休まず通所することや勇気をもって外出訓練を行うことができたといえる。そして，実際にパート採用されて給料をもらえたことは，患者にとって大きな自信となり，同世代の人たちに対する劣等感がかなり解消されていったと思われる。

こうした成功体験によって，将来やりたい仕事に関する専門講座の受講やバイク免許の取得など，新たなことへの挑戦ができたといえる。その後，環境の変化などで院内施設やデイケアを辞めることになったが，そこでも，辞めるという決断を自分で下すことができたことは非常に大きな意味があったと思われ

る。その結果，辞めたことで後退することなく，患者は自分の意志で院外での就労というさらに上のステップへと挑戦し，ひとりでバイクに乗って飲食店のアルバイトに通い続けることができるようになった。

5）全体の経過

図2で示したように，全体の経過は，成功してはくじけて落ち込むが比較的短期に立ち直るというパターンを繰り返しながら，全体的に社会適応や自己評価が向上したとまとめることができる。比較的短期で立ち直れた要因としては，まず，患者自身が立ち直る力を潜在的にもっていたことがあげられる。そして，その可能性を信じて，家族，主治医，デイケアスタッフ，院内施設のスタッフなどが，あせらず長い目で立ち直るのを待つというスタンスで関わっていたことも大きな要因と思われる。

VI　おわりに

治療に導入できずに慢性化して引きこもっている広場恐怖の患者は少なくない。本稿では，デイケアの導入や院内施設でのパート就労がその回復に大きな役割を果たした症例を呈示した。他のケースでは，入院治療や自助グループの活用などの選択肢もあるであろう。大切なことは各治療機関や地域が，今ここでできることは何かという視点をもって患者の苦痛をいくらかでも軽減するための方法を模索していくことであると思われる。

参考文献

1) American Psychiatric Association (1998) Practice guideline for the treatment of patients with panic disorder. Work Group on Panic Disorder. Am J Psychiatry 155(5 Suppl); 1-34.
2) Andrews G, Creamer M, Crino R (2002) The Treatment of Anxiety Disorders (1): Clinician Guides and Patient Manuals. Cambridge University Press. 古川壽克監訳 (2003) 不安障害の認知行動療法 (1) パニック障害と広場恐怖. 星和書店.
3) Barlow D, Cerney JA (1988) Psychological Treatment of Panic: Treatment Manuals for Practitioners. The Guilford Press.
4) Clark DM (1986) A cognitive approach to panic. Behav Res Ther 24; 461-470.
5) Clark DM, Salkovskis PM, Hackmann A et al. (1994) A comparison of cognitive therapy, applied relaxation and imipramine in the treatment of panic disorder. Br J Psychiatry 164; 759-769.
6) Cote G, Gauthier JG, Laberge B et al (1994) Reduced therapist contact in the cognitive

behavioral treatment of panic disorder. Behavior Ther 25; 123-145.
7) Faravelli C, Albanesi G (1987) Agoraphobia with panic attacks: 1 year prospective follow-up. Comprehensive Psychiatry 28; 481-487.
8) Faravelli C, Pallanti S (1989) Recent life events and panic disorder. Am J Psychiatry 146; 622-626.
9) Fava GA, Zielenzny M, Savron G et al. (1995) Long-term effects of behavioural treatment for panic disorder with agoraphobia. Br J Psychiatry 166; 87-92.
10) Galassi F, Quercioli S, Charismas D et al. (2007) Cognitive-behavioral group treatment for panic disorder with agoraphobia. J Clin Psychol 63(4); 409-416.
11) Keller MB, Yonkers KA, Warshaw MG et al. (1994) Remission and relapse in subjects with panic disorder and agoraphobia. J Nervous Mental Dis 182; 290-296.
12) Klein B, Richards JC, Austin DW (2006) Efficacy of internet therapy for panic disorder. J Behav Ther Exp Psychiatry 37(3); 213-238.
13) Marks IM, Swinson RP, Basoglu M et al. (1993) Alprazolam and exposure alone and combined in panic disorder with agoraphobia: A controlled study in London and Toronto. Br J Psychiatry 162; 776-787.
14) McNally RJ, Lorenz M (1987) Anxiety sensitivity in agoraphobics. J Behav Ther Exp Psychiatry 18; 3-11.
15) Nutt DJ, Ballenger JC, Lepine JP (ed.) (1999) Panic Disorder: Clinical Diagnosis, Management and Mechanisms. Martin Dunitz. 久保木富房, 井上雄一編訳 (2001) パニック障害：病態から治療まで. 日本評論社.
16) Pollack MH, Allgulander C, Bandelow B et al. (2003) WCA recommendations for the long-term treatment of panic disorder. CNS Spectr. 8(8 Supp.1); 17-30.
17) Swinson RP, Fergus KD, Cox BJ et al. (1995) Efficacy of telephone-administered behavioral therapy for panic disorder with agoraphobia. Behav Res Ther 33(4); 465-469.
18) Williams SL, Falbo J (1996) Cognitive and performance-based treatments for panic attacks in people with varying degrees of agoraphobic disability. Behaviour Res Ther 34; 253-264.

あとがき

　私が行動療法に関する最初の論文を執筆したのは1993年です。それ以来，約16年もの間，地道にコツコツと精神科の雑誌に論文を出してきました。それらの内容は日本の精神科臨床の中での行動療法の活用について具体的に述べたものがほとんどです。

　今回，これらの論文をベースにして，行動療法の魅力をアピールできるような本を出版しようと思い立ちました。そのために，原著論文の一部を大幅に改稿したり，加筆修正を加えたり，新たな論文を書き下ろしたり，「序章」を追加したり，などに力を注いできました。

　産みの苦しみは結構ありましたが，このたびこうして本著を完成することができたことをとてもうれしく思っております。そして読者の方々がいくらかでも行動療法に興味をもっていただけることを願っております。

　振り返って考えてみると，私は九州大学精神科での研修医にはじまり，飯塚記念病院，肥前精神医療センター，ペンシルベニア医科大学，現在の奥村病院に至るまで，先輩，同僚，後輩の医師や，看護やパラメディカルのスタッフに恵まれてきました。行動療法の臨床はなかなかひとりで行ったり学んだりすることは難しく，多くの人の支えが不可欠です。特に，私が研修医のときからの指導医である中島勝秀先生と肥前精神医療センターのときからの師匠である山上敏子先生には筆舌に尽くし難いほど多くのことを教えていただきました。この場を借りて感謝の意を述べたいと思います。

　これまでの論文執筆に関しては，山上先生をはじめとした多くの先生方から指導，助言，叱咤激励などをしていただいたことが強化子となって，現在まで継続できているのではないかと思っております。本著においても中谷江利子先生と中川彰子先生には貴重な助言をいただきました。ありがとうございました。

　また，序章でも述べたように行動療法の臨床は，治療者と患者さんとの双方向性のやりとりが重要です。その過程を通して患者さんからもたくさんのことを教えていただきました。それによって，行動療法の具体的な技術の多くをまとめることができたと思っております。ありがとうございました。

　最後に，本著の編集にあたり，私の細かい注文に対して優しく応じていただき，適宜鋭い助言をしてくださった岩崎学術出版社の小寺美都子さんに深くお礼を申し上げます。

2010年6月

飯倉康郎

初出一覧

第1章　行動療法．(青木省三,中川彰子編) 専門医のための精神科臨床リュミエール11　精神療法の実際．58-69頁，中山書店，2002年を一部修正．

第2章　神経症圏障害の行動療法の原則．臨床精神医学，35巻6号，727-732頁，2006年を一部修正．

第3章　強迫症状の治療と認知-行動療法の活用．精神療法，30巻6号，613-622頁，2004年を一部修正．

第4章　強迫性障害の行動療法における「入院環境」の意義と設定の工夫．2004年度岡本記念財団論文集 (16)，15-20頁，2004年を改稿．

第5章　外来における強迫性障害の行動療法の概略と実際．(上島国利編集代表) エキスパートによる強迫性障害 (OCD) 治療ブック．95-109頁，星和書店，2010年を改稿．

第6章　行動療法を行っている治療機関における強迫性障害の"治療終結"について．精神科治療学，24巻12号，1467-1474頁，2010年を改稿．

第7章　十分な条件が整わない入院環境における強迫性障害の行動療法．2008年度岡本記念財団論文集 (20)，1-4頁，2008年．

第8章　強迫性障害――曝露反応妨害法の"治療場面"について．精神科臨床サービス，9巻，521-525頁，2010年を改稿．

第9章　強迫性障害の行動療法と薬物療法．脳の科学，21巻8号，851-859頁，1999年を一部修正．

第10章　強迫性障害臨床における行動療法と薬物療法の"連動 (れんどう)"．精神療法，35巻5号，584-591頁，2009年．

第11章　書下ろし

第12章　確認強迫の行動療法の治療例――変化からの検討．精神科治療学，8巻7号，825-831，1993年を一部修正．

第13章　強迫性障害の行動療法の治療過程――強迫性への対応についての検討．精神療法，20巻1号，45-51頁，1994年を一部修正．

第14章　強迫性障害の行動療法――「不完全な曝露反応妨害法」への対応．精神療法，28巻5号，545-553頁，2002年．

第15章　強迫性障害の行動療法――症例と治療形式の工夫．こころの科学，99巻，26-32頁，2001年を改稿．

第16章　パニック障害と広場恐怖――重症広場恐怖に対するリハビリテーション的アプローチの試み．精神療法，34巻4号，430-437頁，2008年を改稿．

索　引

＊太字は人名

あ行

悪循環　82
　　強迫症状の――　103
頭の中での理由づけ　13, 99, 109, 110
頭の中での強迫行為　52, 111
安心モード　107, 108
依存　172
イメージ曝露　52
医療保護入院　156
インターネット　123
院内パート就労　217, 222
右側前頭前野眼高野　124
うつ病　143
　　――圏　49
運動行動　22
エキスポージャー法→曝露法
応用行動分析理論　19, 25, 26
緩やかな枠組みの治療形態　87
オペラント機制　170
オペラント技法　20
オペラント強化法　30
オペラント条件づけ　19, 117
親訓練プログラム　30

か行

外出訓練　216, 222
外傷後ストレス障害（PTSD）　29, 32, 33, 34, 37
ガイドブック　75
外泊治療　149, 191
回避行為　34
外来診療　12, 68-77, 215-218
外来治療プログラム　47, 70
学習　19, 21, 28, 42, 117, 183
確認行為
　　妄想に基づく――　144
　　――に対する保証　138
過食症　26
仮説－検証　9, 14, 15, 205
課題分析　29, 30

過鎮静　145
過敏性腸症候群　30
過量服薬　139
環境設定　66, 206
環境調整　11, 35
看護師とのセッション　134
看護師のサポート　138
儀式行為　38
キセノンCT　124
気になっても放っておく　83
器物破損　139
決まり文句　204
強化　20
　　正の――　26, 184
　　負の――　26
強化子　26, 39
　　一次性――　26
　　自己強化的な――　26
　　社会的――　26
強化法　51
　　オペラント――　30
　　正の――　26, 30
教示　149, 150, 155
強迫観念　42, 52
強迫行為　13, 34, 42
　　頭の中での――　52, 111
強迫症状　9, 11, 42, 49, 68
　　――に対する不合理性の理解が欠如　15, 51, 53, 143, 147, 151, 152, 154
強迫衝動　38, 45, 119, 183
強迫性格　172
強迫性緩慢　51
　　次性――　51
強迫性障害（OCD）　10, 12, 29, 32, 68, 118
　　小児の――　124
『強迫性障害の治療ガイド』　47, 72, 125, 133
強迫性人格障害　143
筋弛緩法　36
系統的脱感作法　20, 27, 37
高血圧　30

抗精神病薬　139
行動医学　30
行動実験　29, 38
行動の頻度や程度　21
行動範囲　138
行動分析　11, 22-24, 33, 104-108, 187
　　マクロ的な――　23
　　ミクロ的な――　22
行動療法　19
　　――と薬物療法の併用　13, 125-127
　　――の理論　19, 20
行動連鎖　161, 167
広汎性発達障害　143
抗不安薬　88, 138
興奮　139
呼吸法　29, 36
心細いが冷静モード　107, 109
コストパフォーマンス　91
古典的条件づけ　117

さ行

作業療法　216
三環系抗うつ薬　211
シェイピング　26, 30, 51, 123
自我障害　151
自我漏洩様の妄想　153
刺激統制（法）　20, 25, 30
刺激－反応　21, 25, 33, 35, 44
　　――分析　23, 33, 43
思考行動　22
思考中断法　52
自己治療　123
　　――プログラム　48
自己評価　218
視床　124
自信モード　107
自動思考　38
自発行動（オペラント行動）　25
自閉性障害　30
社会学習理論　19, 20, 28
社会技術訓練（SST）　20, 29
社会適応　218
社会的孤立　221
社交不安障害　29, 32
集団認知行動療法プログラム　211

主観的不安評価尺度（SUD）　21, 27, 47, 118, 121
馴化→ habituation
消去　20, 26
象徴過程　20
情動行動　22
情動安定薬　147
衝動性　139
ジョブコーチ　217
自律神経症状　150
自律性　172, 178
新行動 S-R 仲介理論　19, 27
心身症　30
信念　28
　　中核――　28
診察時間　74
ストレス状況　50
ストレスマネージメント　30
ストレス免疫訓練　20
成功体験　66, 72
精神科リハビリテーション　212
精神状態のモード　114
精神遅滞　30, 215
摂食障害　30
セッション間隔　73
セルフモニタリング　28, 38, 76, 102, 109
セロトニン再取り込み阻害薬（SRI）　72, 75, 87, 88, 124-127, 130-132, 137, 144, 153, 211
全か無かの考え方のパターン　104
先行刺激　25, 36, 119
選択的セロトニン再取り込み阻害薬（SSRI）　124, 136, 138, 148, 200
双方向性　7, 210

た行

体感幻覚　149
対処行動　50, 204
対人技術　221
小さな成功　9
長期目標　205
直面化の体験　192
治療仮説　24, 25
治療環境　68
　　十分な条件が整わない――　92

十分な条件が整った── 95
治療契約 92
治療者とのセッション 134
治療終結 12, 79-90
治療的介入 21, 24, 35-40, 45-53, 184
治療の対象 24, 35, 152
治療場面 13, 72, 99, 102, 109-112
　──というキーワード 114
治療への反応性 151
治療目標 24, 35, 152
低栄養状態 214
デイケア 215, 221
適応障害圏 49
電話やファックスの活用 110
動機づけ 52, 120
　治療への── 10, 38-40, 110, 124, 137, 209
統合失調症 29, 143, 151
　──型障害 143, 151
　──圏（障害） 14, 49, 151
疼痛 30
トークンエコノミー 20, 26
特定の恐怖症 32
ドロップアウト 61, 138
頓服薬 50, 138

な・は行

入院環境 11, 59, 65
入院治療 95, 138, 156
　──プログラム 11, 49, 59-67
認知行動療法 7
　──理論 19, 28
認知再構成法 11, 29, 38
認知スキーマ 28
認知療法 123, 220
脳機能的画像研究 124
曝露反応妨害法（ERP） 27, 29, 45, 94, 108, 118-124, 202-209
　看護師付き添いによる── 134
　自己── 48
　セルフコントロールによる── 62, 76, 204, 208
　ひとりの状況（場面）での── 99-114
　不完全な── 14, 183-197
曝露法（エキスポージャー法） 11, 20, 27-31, 37, 45, 118, 183
　イメージによる── 29
罰 20, 26
発達障害（圏） 30, 49
パニック障害 29, 32, 211
パニック発作 219, 220
　状況依存性の── 213, 219
ハプニング（予想外の出来事） 8, 177, 180, 208
　──への対応 92, 97
般化 46, 51, 110, 195
ハンドアウト 75
反応妨害法 27, 38, 45, 119, 183
ヒエラルキー（不安階層表） 37, 46, 62, 64, 80, 94, 121, 184, 188, 207
被害的 139
尾状核 124
広場恐怖 15, 33, 211, 214
不安階層表→ヒエラルキー
不安障害（圏） 10, 29, 151
不安対処法 11, 29, 36
服薬行動 134, 139
服薬のアドヒアランス 140
不潔恐怖 43
部分の治療 9
プロンプティング 26, 30, 51
弁証法的行動療法 20
ベンゾジアゼピン系 127
　──抗不安薬 211
暴言 139
放っておく 204
ホームワーク 33, 76, 122, 184, 208
保証 149, 150, 154

ま・や・ら行

無作為割付比較試験（RCT） 13, 70, 85
妄想性障害 143, 151
モデリング 11, 28, 29, 30, 37, 51, 123, 154, 195
問題解決訓練 30
問題の評価 21
薬物療法 75, 85, 87, 124, 127, 134, 154
山上（敏子） 9, 44, 53, 117
予期不安 214
抑うつ 147

二次性の抑うつ状態 214
弱気モード 104, 105, 108
理解の体験 192, 193
リハビリテーション 15
良好な治療者患者関係 153
リラクセーション 30, 36, 220
レスポンデント条件 19
連動 130
論理-情動療法 123

A〜Z

aripiprazole 145, 150, 153, 154, 155
Baer L 48
Bandura A 20
Beck AT 20, 28
biperiden 149
bromazepam 85, 134, 135, 138
brotizolam 85, 149, 150
BTSTEPS 48
buspirone 125
clomipramine 81, 124
clonazepam 125
Compulsive Activity Checklist (CAC) 118
Emmelkamp PMG 22
ERP →曝露反応妨害法
etizolam 82
Eysenck HJ 20
fluoxetine 124
fluvoxamine 72, 74, 82, 124, 134, 135, 136, 138, 144, 192, 215
Foa EB 46, 47, 70, 120, 137
GAFスコア（機能の全体的評価尺度） 218
Greist JH 48, 126, 127
habituation（馴化） 15, 27, 37, 107
　セッション間—— 27, 45, 183
　セッション内—— 27, 45, 183
　——の（成功）体験 75, 81, 192, 194
haloperidol 125, 139, 149, 150, 155
　——の筋注 145
hoarding 52
imipramine 137

in vivoの曝露法 37
IVR 48
James IA 123
Lang PJ 172
levomepromazine 149, 150, 155
lithium 125
lorazepam 150, 215
March JS 124
Marks IM 48, 125
Maudsley Obsessional-Compulsive lnventory (MOCI) 118
mental checking 52
Meyer V 45, 120, 172, 183, 199
neutralization 52
OCD →強迫性障害
olanzapine 145, 147, 153, 155
overvalued ideation 123
paroxetine 132
perospirone 145, 150, 153, 155
PETによる脳画像解析 124
pimozide 125
PTSD →外傷後ストレス障害
quetiapine 145, 149, 150
RCT →無作為割付比較試験
risperidone 125, 136, 137, 139, 150
Salkovskis PM 123
Schwartz JM 124
self help book 123
sertraline 124
Skinner B 20
sodium valproate 150
SRI →セロトニン再取り込み阻害薬
SSRI →選択的セロトニン再取り込み阻害薬
Steketee G 45, 120
SUD →主観的不安評価尺度
sulpiride 85, 138
with poor insight 52, 143
Wolpe J 20, 172
Yale-Brown Obsessive-Compulsive Scale (Y-BOCS) 71, 74, 118, 125
zolpidem 82

著者略歴

飯倉康郎（いいくら　やすろう）

1963年生まれ

1988年九州大学医学部卒業。同大学医学部付属病院精神科，飯塚記念病院勤務を経て，

1990年より肥前精神医療センター勤務。

1994年〜1996年米国ペンシルバニア医科大学（E. Foa教授）に留学。

1996年より再び肥前精神医療センター勤務。

2007年1月より，特定医療法人　宗仁会　奥村病院に勤務。

主要著書

『強迫性障害の治療ガイド』二瓶社，1999.

『強迫性障害の行動療法』（編著）金剛出版，2005.

精神科臨床における行動療法
──強迫性障害とその関連領域──

ISBN978-4-7533-1005-0

著　者
飯倉康郎

2010年6月21日　第1刷発行

印刷　新協印刷（株）　／　製本　河上製本（株）

発行所　（株）岩崎学術出版社　〒112-0005　東京都文京区水道1-9-2
発行者　村上　学
電話 03（5805）6623　FAX 03（3816）5123
©2010　岩崎学術出版社
乱丁・落丁本はおとりかえいたします　検印省略

行動療法2
山上敏子著

行動療法自体は方法に過ぎず，臨床に供して初めて治療法としての意味を持ち，治療法になっていく。著者の生き生きとした臨床が見えてくる。　A 5版 192頁

行動療法3
山上敏子著

苦痛が軽くなり，生活しやすくなるようにという臨床の目的に向けて，その臨床ごとに自在に形を変え役立てていく行動療法の実際。　A 5版 200頁

認知療法
認知療法の新しい発展
Ａ・Ｔ・ベック著　大野裕訳

ベックの認知療法発見に至るまでの経緯が書かれた，現在も読み継がれ続けている古典的名著。　A 5版 320頁

新版うつ病の認知療法
Ａ・Ｔ・ベック他著　坂野雄二監訳

うつ病治療のメルマークにして「最も偉大な治療マニュアルの古典」。うつ病の認知療法の詳細と，様々な特殊な技法が例示されている。　A 5版 432頁

人格障害の認知療法
Ａ・Ｔ・ベック／Ａ・フリーマン他
井上一臣監訳

認知療法の理論を抑え，さらに人格障害について学んだ上で，臨床における各人格障害への適用を学ぶことのできる好著。　A 5版 336頁

認知行動療法による子どもの強迫性障害治療プログラム
Ｊ・Ｓ・マーチ／Ｋ・ミュール著
原井宏明／岡嶋美代訳

プログラムを段階に分けてわかりやすく解説。巻末には質問紙等もあり治療者，そして患者や家族にとっても役立つ基本図書。　A 5版並製 352頁

現代の子どもと強迫性障害
中根晃監修
広沢正孝・広沢郁子編著

強迫性障害がなぜ児童期や思春期早期に発症したのか，環境因についての考察を加え，また発達論，強迫スペクトラムの視点から病態を読み解く。　A 5版 248頁